93歳の現役医師が実践する

人生100年時代 養生訓

酒、食事、そして人生を楽しむ

前田病院総院長
医学博士
前田昭二
Shouji Maeda

祥伝社
SHODENSHA

はじめに

今年93歳になりました。還暦、米寿、卒寿の次は95歳を珍寿というようです。

若いときは何度も大病をして、老人の自分は想定外でしたが、いつの間にか今日を迎えました。健康には人並みに気を配りましたが、今日の私があるのは何よりも私の人生の数々の岐路に当たり、その度に両親、家族、良き先輩、友人、知人等から「救いの神」が現れ、僥倖《ぎょうこう》ともいえる加護をいただけたからです。とくに、太平洋戦争のさなか17歳の私が肺結核に罹患《りかん》した際、外科的治療を主流とした当時の治療法の趨勢《すうせい》にあえて反し、今になってみれば60年先を見越して、保存的な肺機能温存の道を選択してくれた父の炯眼《けいがん》と先見性無くして、人並みに両肺で呼吸のできる今日の私はありません。

日本は徳川時代から長く「人生50年」の時代でしたが、昭和20年（１９４５）に太平洋戦争が終わり衛生状態、食糧事情が好転すると忽《たちま》ち寿命は延長し、２０１８年には平均寿命が女性は87・32歳、男性は81・25歳となり、世界一の長寿国となりました。

しかし、このデータの内容は日本人男女の生存年齢平均を示すもので、その方たちの生前の健康状態については、いつから介護を要したのか、いつから寝たきりなのか等の自立度は不問のものです。

平均寿命に健康寿命（ＷＨＯが２０００年に公表したＱＯＬ重視の概念で、健康で日常生活に不自由しない期間）を重ねてみると日本人の平成22年（２０１０）度の健康寿命は平均寿命より男性は約９年、女性は約12年短いという結果が出ました。つまり、長寿と長命とは異なり、日常生活に介護を要する長命者の多いのが日本長寿の特性で、この格差をできるだけ少なくすること、言い換えれば健康寿命を延ばすことに本質的な健康の意義があると思います。

健康の構造は複雑で、「例外なき法則なし」の諺の如く、他人に良いことが自分にも良いとは限りません。毎日１升酒を飲み、チェインスモーカーの人が長生きをして、タバコに触ったこともない人が肺ガンになることもあり、なるようにしかならないのが現実です。

さりとて、運を天に任せるのも一つの生き方ですが、毎日を楽しく過ごし、後悔のない健康寿命を全うするため、自分に最適な生活習慣を早く見つけて実行しましょう。

私の経験とエピソードを交えた拙著が、あなたの人生のこれからをより輝かしいものにする御役に立てれば望外の幸せです。

２０２０年４月

前田昭二

目次

第1章 健康と長寿を生む8つの健康習慣 ——健康習慣養生訓——

第4章 食事と酒を楽しみながら行なった私のダイエット

――ダイエット養生訓――

第7章 カルシウム、ビタミンのパワー ——知的素食養生訓——

装丁・本文デザイン／石神正人（DAY）　イラスト／鈴木麻子

序章

無知は不健康をつくる、自分に合った生活習慣を創る

――健康生活養生訓――

相反する健康法、どちらが正しいの？

いま、健康に関して相反する説がいろいろと唱えられています。たとえば、

夜、食べたらすぐに寝ろ、という説↓食後4時間は寝るな、という説。
太るな、という説↓太目が健康に良く長生きする、という説。
3食きちんと食べろ、という説↓1日1食、または2食が良い、という説。
朝から肉を食べろ、という説↓肉は少なく魚を食べろ、という説。
朝から水をたくさん飲め、という説↓水はあまり飲むな、という説。

等々ですが、なぜこのように相反する説があるのでしょうか？
実は、いずれも理論的にはそれなりの根拠があり、どちらが良い、悪い、ではなく、主張する人にはそれぞれの裏付けにより、現象の捉え方の違いが出るのだと思います。

たとえば〝夕食後にすぐ寝ろ〟という人は、睡眠後に分泌される成長ホルモンを十分に効率よく使いたいからで、〝すぐ寝るな〟という人は、胃の粘膜保護のためには胃の中に食物がないほうがよいと判断するからでしょう。

人はそれぞれからだのできが違うので、万人に画一的な健康法を押し付けて規制することはナンセンスですが、有効な健康習慣を体得するにはある程度の摂生は必要で、それには諸説が本物か偽物かを判断し、自己責任で解決する知識が大切ではないでしょうか？

私は諸先輩から多くのことを学びましたが、とくに**三石《みついし》巌《いわお》**＊先生には合理的な科学至上主義を教えていただき、たいへんためになりました。

日本人の体質、6つの特性

温帯生活圏に住み数十世紀を農耕民族として、飢餓、貧困と共生してきた日本人には、狩猟民族、酪農民族とは異なる特別な体質の文化、生活パターンが

三石　巌（1901～1997）

1925年東京大学理学部物理学科卒。慶応大学、津田塾大学教授を歴任。自然科学全般に該博な知識を有し、20世紀のアリストテレスと称される。還暦を機に分子生物学の立場から医学分野に研究を広める。1977年にガン予防の魁として『ガンは予防できる』を執筆。自らは鉛公害のため重症I型糖尿病となったが、遺伝子レベルから、分子栄養学に基づく栄養補給とメガビタミン主義を主体に完璧な自主健康管理を実践し、96歳の長寿を全うされた。

あります。
心はやさしく、礼儀正しい日本人ですが、他民族に比べ肉体は繊細、ひ弱で、からだの構造にも機能にも大きな違いがみられます。

まず、第１には、ひと目でわかる「**骨格の違い**」で、欧米人とは骨組みや筋肉量が異なり、残念ながらパワーの差は歴然としています。たとえば、上、下顎骨の構造が異なり、歯のインプラント治療は顎《あご》の骨の厚い欧米人では容易なのに、骨の薄い日本人では難しい場合が起こります。スポーツでも筋力の差は歴然で、ゴルフのロングドライブコンテストの世界一はアメリカのマイク・ドビン（２００７年）の５５１ヤード、日本では南《みなみ》出《で》仁寛《きみひろ》（２０１３年）の４３２ヤードの差になり、無理なスイングをすればケガをします。

第２は、日本人は欧米人に比べ格段に「**アルコール分解酵素**」が少ないために、酒に弱く、すぐ赤くなり早く酔う人が多くみられます。また、革袋のような胃袋をもつ欧米人に比べ、日本人はまるでビロード製の胃袋のためアルコールの刺激をまともに受け、さらに**ピロリ菌**＊の着床も多いために胃疾患、とくに胃ガン患者が多くみられます。欧米人と異なり、東洋人とくに日本人は飲酒量

ピロリ菌 *Helicobacter Pylori*

5%が保菌者で、日本人では20歳代は25%、40歳以上は70%を超えている。ピロリ菌はヒトの胃潰瘍、胃ガンその他の胃疾患と密接に関連した病原細菌であることが、確認されているが、疾患に至るのは保菌者の30%位で、他は無症候キャリア（保菌者）となる。
食品としてショウガ・ニンニク・アブラナ科野菜（キャベツ・ブロッコリー・カリフラワー等）、ヨーグルト、コーヒー・緑茶などには抑制力が認められている。

と高血圧の相関関係がはっきりしています。飲む量に比例して血圧に変化が現れ、とくに日本酒3合以上を毎日、長年にわたって飲めば多くの人は血圧が上がります。

第3には、民族的に「**塩分感受性**[*]」が高い上に塩味を好むので高血圧症、腎障害になりやすく、その結果、近年、日本では人工透析患者が30万人以上となり、現在全世界で行われる透析の3分の1が行われる結果、「透析大国」になっています。

腎障害のうち、IgA腎症は日本、アジアに多く、欧米に少なく、容易に透析に移行する特性があります。

また、過剰な塩分摂取で胃の粘膜は荒れて胃ガンを誘発しやすく、欧米諸国に比べて発生頻度が大変高くなっています。とくに日本人女性の胃ガン発生率は、アメリカ人女性の10倍です。

第4に、欧米人より「**インスリン抵抗性**」が弱いために、容易にⅡ型糖尿病を発生します。超肥満者（極度の肥満）が3％の日本人では、太り過ぎはまだそれほど深刻な問題ではありません。しかし、ＢＭＩ30以上の肥満者が70％のアメリカ人に比べて、成人の糖尿病の頻度はアメリカ人の2倍です。

塩分感受性

塩分を摂ると血圧が高くなり、摂らないと低くなる変化の幅を示すもの。人種差が著しく白人が最も低く、次いでアジア人（日本人を含む）、最も高いのは黒人である。

欧米に旅行する人は食事量の多さに驚きますが、毎度欧米人と同じ量を食べていたら、日本人は皆糖尿病になってしまいます。糖尿病は、放置すれば糖尿病性腎症に移行して、やがて人工透析患者となります。２０１８年度の日本の透析患者は32万７３３６人で、人口は増えず、患者数は増えています。近年、糖尿病が透析の原因疾患の第1位になり、43・８％を占めており、年間約2兆円の医療費が掛かり、このままでは、将来、保健医療財政は破綻することになるやも知れません。

第5に、乳糖分解酵素欠如者が多く、欧米人の半分以下の分解能力しかない日本人には、「**乳糖不耐症**」が多く、体質的に牛乳を受け付けない人が多いようです。

第6に、日本は清潔な国になり過ぎた反面、神経質な人が増え、免疫力が弱まり、以前にはなかったいろいろなアレルギーが出始めました。日光街道の杉並木は有名ですが、杉花粉アレルギーは１９６３年に「**花粉症**」として発表され、今では全国に広がっています。

また、アレルギー反応はすべての食品、薬品に起こる可能性があり、ビタミン剤でも起こります。

以前、私は手術に関連して、点滴注射にたまたま入っていたビタミンKの**アナフィラキシー***に出逢い大変驚きました。アレルギーは次第にその姿を変え、反応を強めながら広がっている現状です。

近年、それまで普通に食べていた食物を食べ、その後ジョギングをすると突然発生する「食物依存性運動誘発アナフィラキシー」が問題になっています。エビなどの甲殻類の海産物を食べたあとに多いようです。従って、食後のジョギング（２５２頁参照）には要注意です。

以上のような日本人の特性を踏まえ、できるだけ有効な養生訓を述べたいと思います。

糖尿病は自覚症状がないから恐ろしい

「**成人病**」とは、１９５７年２月に当時の厚生省がつくった行政用語で、この

アナフィラキシー

アレルギーの一種で、重篤な全身症状が現れる。ある種の抗原の注射や経口摂取により体質が変化し、後年、再びこの抗原が入ると、過剰反応でショック症状を起こす現象。

言葉は中年過ぎに起こる病気の総称で、医学用語ではありません。

成人病には、**糖尿病***、高血圧症、高脂血症（脂質異常症）、高尿酸血症（痛風）、肝障害、心臓の血管障害（狭心症、心筋梗塞）、脳の血管障害（脳出血、脳梗塞）、ガンなどがあげられます。

「成人病」という言葉の響きからは、こうした病気は50歳頃から起こるような印象を与えますが、実際にはもっと若い20代、30代でも、生活の仕方によっては起こっています。飽食時代といわれる最近、小学生にも高血圧症や高脂血症がみられ、成人病という言葉とは矛盾した現実がありました。

この実情を重要視した厚生省は、１９９６年10月に「成人病」を「生活習慣病」と改称しました。

生活習慣病とは、日常の生活習慣が深く関係する病気という意味で、前述の成人病はもちろんのこと、高齢化とともに増加している骨《こつ》粗《そ》鬆《しょう》症《しょう》も生活習慣病の中に入りました。

生活習慣病の中で、年々増加している病気の代表は糖尿病です。１９９４年に厚生省疫学調査班が発表した糖尿病患者は６００万人。また、生活習慣が悪

II型糖尿病：欧米では「インスリン抵抗性の高い状態」（感受性低下）が多く、日本ではインスリン分泌低下が主たる原因で、前者は太った糖尿病、後者は痩せた人が多い。遺伝因子と生活習慣が絡みあって発生する「生活習慣病」で、日本のII型の90%はこのタイプである。
糖尿病は全身の細小動脈を冒す血管病で、放置すれば失明、腎不全、血行障害による足の壊疽、末梢神経麻痺が起こる。腎不全になれば人工透析が必要となり、壊疽がひどくなれば足が切断される。

いために将来、糖尿病になる糖尿病予備軍は、１００万人程度と推定されていました。

しかし、２０１３年に厚生労働省が行った国民健康・栄養調査では、40歳以上の患者（正規群）９５０万人、疑いのある境界型患者（予備群）１１００万人、あわせて２０５０万人の糖尿病は恐ろしい勢いで増え続け、まさに国民病の様相を呈しています。

糖尿病はサイレント・キラーと呼ばれ**自覚症状の少ない病気**ですが、**本態はからだ中の細小動脈が冒される病気で、健康な人と比べ動脈硬化の進行が早く、**心筋梗塞や脳卒中の発生が14〜15年も早くなるほか、感染症に対する抵抗性が著しく弱くなります。糖尿病の人が下肢を傷つけたり、足の水虫が感染すると、容易に重篤な下肢《かし》蜂窩織炎《ほうかしきえん》に移行することがあり問題は深刻です。

糖尿病　*Diabetes mellitus, honey diabetes*

膵臓のβ細胞から分泌されるホルモン（インスリン）不足で起こる糖尿病は、現在、世界成人人口の約5% 2億5000万人が抱えており、増加の一途を辿っている。

糖尿病はI型とII型に分類されている。

I型糖尿病：インスリンを分泌するβ細胞が死滅する病気で、原因不明の突発性のものもあるが、原因の大半は免疫細胞が誤って自らの膵臓を攻撃する「自己免疫」によるもので小児期でも発症し、インスリン注射が不可欠である。

老化は環境により、大きく左右される

人間は遺伝子により、生存の方向性を規定されていますが、祖国を離れて外国に移住し、異なった環境と生活習慣が作用するとどうなるのでしょうか？最近、肥満の弊害から糖尿病が増え、長寿日本一の座を譲ったとはいえ、長年にわたりトップを守った沖縄の優良な遺伝子をもった人々が外国に移住して、環境や生活習慣が変わり、長い年月が経つとどういう変貌が起こるでしょうか？

京大名誉教授・**家《や》森《もり》幸《ゆき》男《お》**[*]先生の、沖縄からの移民集団の**疫学**[*]的比較研究は有名です。

家森先生は沖縄の人が、沖縄と同じ気温、気候条件の諸外国に集団移住すると、食事を中心とした生活習慣の違いから、後年どういう変化が起こるかを調査されました。

家森幸男

京大名誉教授。京都大学医学部卒業後、当時、**脳卒中は歳をとれば誰でも罹る「あきらめの病」**とされていたのに対し、実験用の脳卒中易発症ラット（SHRSP）を開発し、脳卒中に対して塩分は有害、たんぱく質は有益であることを解明。また、WHO循環器疾患予防国際共同研究センター所長として、沖縄から外国へ移住した人々に対する生活環境と食事を主とする生活習慣の影響を調査、研究。日本の伝統食の魚、海藻、大豆を食べる食習慣を守る大切さを強調する。

沖縄からハワイ島ヒロ市に移住した70歳以上の住民２３０人を対象とした１９５５年の調査では、３人の百寿者がいました。

単純計算すれば10万人当たり３００人となり、沖縄の約10倍にもなります。海に面したヒロの人たちは、食料が豊富なため食品保存用の塩は必要なく、日本人の１日の食塩消費量は平均11ｇ、沖縄は８ｇに対して、ヒロ移住組は６ｇと極めて少ないのがわかりました。

食塩が４ｇ少ないと平均寿命は２年延びるといわれていますが、必然的にヒロの**「低塩食事」**は血圧を低くし、移住組の長寿の源になりました。また、海に面したヒロでは、豊富な海の幸からの十分なたんぱく質補給により血清たんぱくが高く、とくに**長寿と正比例するといわれるアルブミン**（正常基準値３・７〜５・２ｇ／dℓ）の数値が高いこともわかりました。

またハワイでは、以前から日系移民によりイソフラボンを多く含む大豆が栽培されていて、納豆、豆腐や海藻など沖縄にいたときと同じように、日本の伝統食を組入れた食事を摂っていました。

一方、ブラジルのサンパウロ市西方にあるカンポグランデに移住した１万２０００人についての１９９０年の調査では、24％の人に糖尿病傾向があり、沖

疫学

ある特定した地域を限定して、その住民の年齢、食生活、生活習慣、職業などの違いにより、ある病気の発生率に他の地域とどういう違いがあるか、統計的に病気の原因を調べます。データの見方によっては、引き出される結論が異なり、研究者が自分の都合のいいデータを採用するなどの欠点がある。

縄の８％を大きく上回っていました。

海から遠いカンポグランデでは魚が食べられず、たんぱく質はもっぱら肉に頼り、常食のシュラスコ（岩塩に包んだ肉料理）に加えて野菜、豆類、果物をあまり食べないことと相俟《あいま》って、血圧上昇、膵臓機能低下を招く要因となったようです。

また、魚を食べないため、ＬＤＬコレステロールを減らして血圧を下げる働きをするオメガ３系多価不飽和脂肪酸（１８２頁参照）のＤＨＡ血中濃度が日本人の半分で、平均寿命は日本人より17年も短いことがわかりました。

この町では第２次世界大戦中、日本語の使用が禁止され、**日本食の伝統**が途絶えたことも一因と考えられています。

以上の移住集団疫学的調査からみても、**遺伝子の規制を生活習慣が上回る**ことがわかり、**置かれた環境により、老化は大きく左右される**のが明らかになり、病気は環境によりつくられ、逆にいえば改善できるということです。

健康長寿は合理的栄養摂取と生活習慣から

私は、外科医として多くの健康レベルの低い方々と接するうちに、本職以外の健康管理の大切さを痛感しました。たまたま、分子栄養学の巨人・三石巌先生の謦咳《けいがい》に接する機会があり、先生の分子栄養学理論に大変啓蒙されました。

健康で長生きするためには、**健康の素となる知的で合理的な栄養摂取法「知的素食」と適度な運動、あとは生きがい**などを採り入れることです。あなたに最も有効な生活習慣を創っていただきたいと思います。

人は１００人いれば１００通りの健康法があって当然だと思います。また、運・不運はその人の宿命で、寿命にも長寿遺伝子の存在が云々されていますが、人間の寿命を決定している遺伝的要因は25％で、あとの75％は医療を含めた環境的要因と生活習慣です。

本書は、あれもダメこれもダメという医師主導型の堅苦しい健康づくりを提唱するものではありません。健康管理は専門医から強制管理されるものではなく、当世風の、そして科学的に根拠のある健康情報の中から、自分に最も適した納得のいくものを取捨選択して、自主的にＱＯＬ（生活の質）を高める生活習慣を行うことだと思います。

往々にして、若くて健康で真面目な医師による生活指導は、医学の世界で純粋培養された自分を基準にして病人の生活指導をしがちなために、知識があってもそれを活かす知恵がない。ときには発想が短絡的、マニュアル的になりがちです。たとえば、高血圧症に即降圧剤、高脂血症に即降下剤などと、病人の全体像を捉えて対処する治療からはピントが外れることがあります。

ですから、医師の言われるままではなく、本書で説く「**人を見て法を説く医師のほどほど養生訓**」を参考にしてください。あなたの健康づくりに必要なのは、あなた自身の知識と知恵と判断力です。

無知は不健康をつくる！　Health is above wealth!

人間は何歳まで生きられるのか

現在（２０１９年）、日本には７万１０００人を超える百寿者がいますが、女性が全体の約88％です。人口は日本の３倍、平均寿命は日本よりはるかに低いアメリカには、百寿者が15万人以上いて、毎年増え続けているのはなぜでしょうか？　日米の人口比からアメリカの百寿者が10万人くらいなら辻褄《つじつま》が合いますが、実際は2倍以上です。現役で活躍中の高齢者が圧倒的に多いことも注目です。

ゴルフでは、日本にはない80歳以上の競技大会(Octogenarian Championship)が毎年開催されています。日本では1回でもお祝いに値する老ゴルファーの夢・エージシュートをプレーの度に達成し、総計２５００回以上という90歳以上の超元気老人も全米にいます。かつて日本では植杉乾蔵《うえすぎかんぞう》氏が90歳で１０００回を記録しましたが、アメリカには世界記録３３５９回の超人がいます。なにか優れたものがあるから、日本より元気老人が多いのでしょうか？

アメリカ社会の構成は大きく分けてアッパークラス、ミドルクラス、ワーキングクラスの3階層ですが、階層の上にいくほど長寿者が多いパターンになっています。富裕層の人々は教育があり、自分の健康を自分で管理する知識があり、標準体重を維持しつつ、親しいドクターからより良い医療情報や食事に関するアドバイスも得られ、必要なサプリメントを摂取していて、長寿遺伝子の発見国・アメリカの恩恵を享受できる立場にあります。一方、下級層の人々はハンバーガー、フライドチキン、コカコーラなどの安価で高カロリーのジャンクフードの弊害で肥満者が多く、さらに健康保険事情が国民皆保険の日本とは異なり、大半の人は医療保険を利用した適正な医療を受けられず、アメリカ全体の平均寿命を引き下げる役割を果たしています。

秦の始皇帝をはじめ、いつの時代にも不老不死を求める人々は存在しましたが、現実的に得るものはありませんでした。最近になり、アメリカでは抗加齢医療や分子生物学の飛躍的進歩により、身体機能や細胞のメカニズムの遺伝子レベルまでの微細な科学的分析が可能となり、その結果、加齢を1つの疾患として予防や治療で克服できないか、という新しい抗加齢医学の発想が生まれました。しかし、科学の発達によりある程度の抗加齢は可能ですが、寿命の永続は現在の科学では不可能です。

人間も含め哺乳類の生物は、属する種により平均寿命が決まっています。事実をストレートにいうと身も蓋もありませんが、不老不死を望み、いくら努力しても人間の寿命は有限です。どうしても無限になりたいなら**ベニクラゲ***などの原生動物に戻るほかありません。

一体、人間のからだは何歳まで生きられるのでしょうか？

超長寿者の記事は洋の東西を問わず毎年報道されますが、この数年間で各国では男・女共に１１５〜１１７歳前後のせめぎ合いで、客観的にみてこれくらいが人間に与えられた寿命・天寿の限界のようです。

明確な記録上、今まで、人類史上１２０歳（大還暦）を超えたのはフランス人のジャンヌ・カルマンさん唯一人です。カルマンさんは１８７５年（明治８）フランスのアルル地方に生まれ、１９９７年（平成９）１２２歳で他界し

ベニクラゲ

1991年、地中海産のベニクラゲの不老不死と称される若返り現象が学界に発表された。普通のクラゲは卵から孵るとイソギンチャクのような形のポリプと呼ばれる幼若型に変化し、成長すると幼クラゲを分離し、海中を漂いながら成熟するが、有性生殖を行うと衰弱して死ぬ。ベニクラゲは成熟した個体が生殖後、からだが縮み、さなぎ状に変身し、触手を伸ばして岩に付着し、ポリプとなって再生する。ポリプ期へ退行可能な特徴的生活環境をもち、生活環境を逆回転させる。この能力により、個体として死を免れ、不老不死の生物として知られるようになった。

ました。

人間のからだは**37**[*]**兆個**の細胞で構成されていますが、新陳代謝により各組織の細胞は毎日２％程度生まれ変わりつつ人間の個体は維持されています。各組織の細胞は組織別に寿命が規定されていて、たとえば、腸粘膜は数日で生まれ変わり、赤血球は数カ月、骨細胞は10年など各種各様です。但し、脳神経細胞は特別で、加齢と共に毎日数万個ずつ減少していきます。

なぜ人間は老化し、生命は有限なのでしょうか？

哺乳類の寿命の限界は、成長する期間のおよそ6倍です。人間は20歳前後で成人するので、寿命の限界は１００歳～１２０歳になっています。

誕生と共に、各組織細胞の遺伝子構成から各人の寿命はそれぞれ規定されていて、個人差がその人の「運」になり、寿命になります。規定された寿命は生活習慣の優劣、病気、不慮の事故などの要因で短縮されることはあっても延長はできません。カルマンさんは、定められた天寿をまったく短縮しない最高の生活習慣を送れた幸運に恵まれた方だったのでしょう。歴史的に１５２歳まで生きたといわれる英国のオールド・パー（トーマス・パー）は有名ですが、神

37兆個

人間のからだは37兆個の細胞で構成されている、というのが長い間の通念で、改めて計算する人もなく誰もがそう思っていた。しかし、2013年11月にEva Bianconiらは、人体の細胞数はおおよそ37兆個であるという極めて精密な試算をAnnals of Human Biology, vol.40誌上に発表し、現在ではこの数字が使われている。

話の世界の話だと思います。

科学の進歩と共に日進月歩のＤＮＡ鑑定は、近年では人間の寿命もある程度まで判定できるようになり、最近の研究では１２０歳位までは生きられる設計になっていることがわかりました。しかし、文明の進歩と共に出現した各種の歪みはそれを簡単に許さないのが現実です。

人間には成長と同時に生理的に防げない老化があり、以下に述べるようなことが認められます。

我々が生きていられるのは人体を構成する37兆個の細胞の核にあるミトコンドリアが、呼吸で摂り入れた酸素を利用してエネルギーを産生し、そのエネルギーにより人体を形成するたんぱく質を合成するからです。しかし、ミトコンドリアのエネルギー合成能力は加齢と共に低下し、胎児の時を１００とすると80歳では約15％まで、右肩下がりに直線的に下降します。エネルギーに溢れた赤ちゃんは動きづめに動けますが、老化による衰えで80歳の人が子どもの真似はできません。この直線をそのまま伸ばすと１１０歳で０％となり、人種を問わず超高齢者の天寿が大体１１０歳位なのと合致します。老化とはミトコンドリアの衰えそのものともいえます。

また、肺機能からも限界がみられます。
人間はエネルギー産生のために酸素を必要とします。酸素は呼吸により取り入れますが、１回息を吐き出したときに出る空気量のうち、初めの１秒間に吐き出される量の割合を、肺機能検査では「１秒率」と呼び、この割合は加齢と共に減少し、理論上は１３０歳で０になります。

腎臓の機能からみても寿命は規制されています。加齢と共に腎機能は下降し、誰でも40歳を過ぎる頃から腎機能は１年に１％ずつ失われていきます。従って80歳では正常機能の60％となり、正常の30％まで下がると人工透析をしない限り生命に影響が出るので、これも天寿を決める要因になります。

さらに、最も深刻な生理的現象は脳細胞の衰退です。現代人の脳神経細胞は１０００億個といわれていますが、生まれたての乳児が最も多く、記憶の司令センターである海馬の細胞を除き、その後は毎日数万個位の勢いで減少し、過度の飲酒で泥酔すれば、一晩で約１００万個は壊れるといわれています。

従って１００歳を過ぎれば、普通の人の脳は衰弱して次第に正常な日常生活は不可能になります。現代の臓器移植手術の進歩は目覚ましいものがあり技術的にはすべての臓器の移植手術が可能ですが、脳移植だけは未だ現代医学をもってしても不可能です。人間を支える最も大切な臓器、脳組織の減衰からみても極限は１２０歳位で、すべてが燃え尽きる人生の終焉はこのあたりになります。

日常生活ではゴミ処理が大切で、溜めるとゴミ屋敷の元になり、火事の源にもなります。

人間のからだの中でできたゴミは不要になったたんぱく質の生ゴミのため、体温で腐敗すると毒素を発生して体内に小火《ボヤ》を起こし病気、老化の素になります。このからだの中の見えない火事を医学用語では「炎症」と呼びます。

人体には生まれながらに備わっている各種の機能があり、その中で病気を防ぎ、治すのにも働く免疫システムは病原体を見つけると直ちに現場へ出動して排除のための戦いを始めますが、その戦場に炎症が発生します。炎症は放置されるとジワジワと広がり体調不良、ひいては病気の元になり、老化を早めるため、若さと長寿を望むならば若いうちから慢性炎症を抑えた日常生活が必要です。

現世紀では世界中に百寿者が増加し日本にも男・女合わせて7万人超の百寿者がいますが、近年、この方たちは何れも体内に発生する「炎症」の程度が大変低いことがわかりました。つまり**百寿者の長寿の源は慢性炎症の少ないこと**と密接に関係しています。

　現在、炎症の程度は血液検査で簡単に調べられます。体内の慢性炎症の状態を知るにはCRP（C-reactive Protein　C反応性たんぱく）の値を調べます。CRPとは体内の炎症や組織の破壊に反応して血中に現れる特殊なたんぱく質のことで、肺炎患者から初めて見つかった物質です。肺炎球菌のC多糖体と結合するのでこの名称になりました。その発生量は炎症反応の強弱に比例し、一般には細菌感染で上昇しやすく、ウイルス感染では上昇が軽微とされています。

　CRPの正常値の基準範囲は0・30㎎／dℓ以下で、0・31〜0・99㎎／dℓは要注意、慢性炎症の増加があると1・0㎎／dℓ以上にもなります。

　日本人の場合、80歳代の高齢者は0・31〜1・00㎎／dℓ程度の人が多く、百寿者はほとんどが0・30㎎／dℓ以下で、慢性炎症とは無縁の方々でした。昔から百寿者には特殊な長寿遺伝子がある、と思われていましたが、全ゲノム関連解析を行った結果、長寿家系はあるとしても、百寿者も普通の長寿者と同じ遺伝素因の所有者で、それぞれのもつ**生活習慣による慢性炎症の多寡**が寿命に大きく関係していることが判明しました。その他、慢性疾患として糖尿病の有無も大きく関係しています。

これに伴い欧米中心に抗加齢医療や関連ビジネスも急速に広がり、単なる長寿でなく、自分のドリームを追い求め不老長寿を得るためには、お金も努力もいとわない人々を惹きつけているようです。

すでにアメリカでは、そのような新しいライフスタイルの支援として、いまや抗加齢医療が、アッパークラス向けのニュービジネスとなっています。全米アンチエイジング医療学会（ＡＡＭ）と呼ばれる医者と健康医療産業の合体した組織が、新たに誕生した産業のリーダーシップをとっていて、同学会の年次総会には１万人の参加者があるほどです。

また日本では、正統派の医師から、本来の外科ではないと、以前は異端視された美容整形外科も、アメリカでは「外見の若さと見た目の美しさ」は当人の自信につながり、その結果、高齢になっても新しい仕事や活動に挑戦する原動力を生むものとして万人に受け入れられています。アメリカ美容整形外科学会によれば、２００６年に美容整形を受けた人は１１５０万人、その費用総額は１２２億ドルという１兆円産業で、健康食品や健康増進商品などの関連市場は

300億ドルに迫る勢いです。今は日本でも東京を中心に、1日約5000人が美容整形を受けています。

以上のような経緯からアメリカでは、不老不死対策の医療産業はポピュラーなものとなり、多くの人々がすべての医療サービス分野を利用するようになりました。とくにアッパークラスの人々はこれらの恩恵に浴する経済的な余裕があり、こういう人たちが百寿者輩出の源となって、今日の富高貧低の活況を呈していると思われます。

第1章

健康と長寿を生む 8つの健康習慣

――健康習慣養生訓――

8つの健康習慣を身につける

最近日本でも「生活習慣」という言葉が一般的になりましたが、1980年、アメリカではすでに毎日の生活様式の重要性に注目し、カリフォルニア大学のレスター・ブレスロウとジェイムス・エンストロームが15年にわたる研究調査の結果、健康になるための生活習慣を〝**健康習慣**〟（Health Habits）と名づけて問題提起しています。

その健康習慣とは

①タバコを吸わない（No smoking tobacco）
②過度の飲酒をしない（Moderate or no use of alcohol）
③規則的にからだを動かす（Regular physical activity）
④規則的に7〜8時間寝る（7〜8 hours sleep a day regularly）
⑤適正な体重を維持する（Maintain proper weight）
⑥間食をしない（No eating between meals）

⑦朝食を食べる（Eating Breakfast）

の7項目です。

ひとつひとつはありふれた日常の生活習慣で、とくに目新しいことではなく、健康づくりにおいては当たり前の基本的なことばかりです。にもかかわらず、毎日の仕事に追われている現代人がすべての項目を毎日、欠かさずに実践することは非常に難しいようです。だからといって諦めずに、自分の健康寿命を延ばすために、この各項目の実践を明日からでも見直していただきたいと思います。

私はこの7項目に、⑧口腔衛生（Oral dental care）を加えたいと思います。歯および口腔内を清潔に保つことは口内だけの問題でなく、全身への影響が大きいので大切な健康習慣になります。

健康習慣が悪くても、すぐに問題は起きませんが、ボクシングにおけるボディブローのようにじわじわと悪い影響が出てきます。健康習慣の提唱者ドクター・ブレスロウは、97歳の長寿を全うされました。

本書では、これら**8つの健康習慣**をベースとして、私流の〝**ほどほど養生訓**〟としての経験と考え方を述べてみたいと思います。

①タバコを吸わない

毎年500万人の命を奪う！ あらゆるガンのリスクが増す！

もともとアメリカの先住民が吸っていたタバコは、コロンブスが風土病の梅毒と共に持ち帰り、まずヨーロッパの上流階級で珍重され、次第に世界中に広まりました。

現在の紙巻きタバコはタバコ葉からつくる農業製品のようにみえますが、実はニコチンの中毒を抑える薬、麻酔作用のある薬、依存症になりやすい薬等の添加物が加わり、生産形態からは工業製品です。

最近、愛煙家は肩身が狭くなってきましたが、韓国の古い諺に「1．無（タバコ）2．少（酒、食事）3．多（動、休）」とあるように、昔からタバコは吸わないほうがよい、という考えはあったようです。

しかし、タバコは現在、全世界で毎年５００万人の命を奪う最大の人災で、医学的にはタバコは「有害無益」で、世界保健機関（ＷＨＯ）憲章は〝病気の中で予防できる最大かつ単一の物〟と「喫煙」を規定しています。

タバコの害の特徴は、誰もがその中毒性と健康被害を知りながら、タバコが本当に有害であると実感するまでには大変長い時間がかかることと、本人でなく喫煙時に他人に迷惑をかける受動喫煙の害、の２つがあげられます。

たとえば、細菌に感染して伝染病が発症するのは数時間から長くて数日後です。高血圧、糖尿病などは、それが原因の関連疾患が起きるのは10年、20年先です。ところがタバコは解禁の20歳で吸い始めても、肺ガン、ＣＯＰＤ（肺気腫などの慢性閉塞性肺疾患）、心筋梗塞など喫煙関連疾患が起きるのは30〜40年以上も先になり、喫煙の悪影響が顕在化するのが遅いため人生50年時代においては、その因果関係がわからないうちに人生は終わりました。

「タバコは１本吸うと寿命が８分縮む」といわれ、タバコ１・４本は胸部レントゲン１枚のレ線被曝に匹敵し、１日20本吸う人は毎日15枚、１年５４７５枚のレ線被曝を受けている計算になります。

タバコといえばまず肺ガンですが、確かに65歳まで吸う人は非喫煙者の14倍のリスクがあり、**喫煙指数***が６００以上の人は、肺ガン発生率が高くなります。しかし、肺ガンは検診で早期発見できれば、今日の医療では完治します。

ところで、ＣＯＰＤは世界の死亡者数第４位の病気で、発症年齢が60〜70歳と高齢化社会とリンクします。日本においても患者数は５３０万人と推定されていますが、治療を受けている患者はわずか21万人です。ＣＯＰＤは、タンや咳といったありふれた症状ではじまり、ゆっくりと進行するので見逃されやすいのです。一度破壊された肺は元に戻らないので、現状維持以上の治療法がありません。呼吸器以外にも、心筋梗塞患者の80％が毎日タバコ20本以上の喫煙者です。

また、最近急増している眼の加齢性黄斑変性症もタバコが危険因子です。

他人のタバコの副流煙を吸う受動喫煙も大変危険で、喫煙するのと同じ程度の害があるほか、乳幼児の突然死症候群や**メタボリック症候群***のリスクも受動喫煙で高まり、10万人当たりの死亡者数は３００人で、アスベスト粉塵吸入よりはるかに危険度は高く、糖尿病のリスクも高まるといわれています。

喫煙指数（ブリンクマン指数）

1日の平均喫煙本数×喫煙年数が400を超えるとCOPDの発生危険が高まり、600以上は肺ガン発生率が高くなる。喫煙を始めた年齢が若いほど悪影響が強く、15歳以前に喫煙を始めて継続すると肺ガン死亡の危険は30倍になる。タバコが吸う人に有害なのは自己責任で済むが、周囲の人には大変に迷惑である。

その他、あらゆるガンのリスクが増し、ガン全体の20％はタバコが原因とされています。

女性にとって喫煙は美容の大敵であり、皮膚の弾力低下によりしわが増え、スモーカーズ・フェイスになります。また、卵巣機能も低下して種々の婦人科疾患の元凶となります。

では、なぜタバコはこのように有害なのに吸われるのでしょうか？

タバコといえば、**ニコチン***が代名詞のように使われています。確かにニコチンは極めて毒性の強い化学物質ですが、少々甘くみての長所は、アセチルコリンの活性化を促進するため、ボケの特効薬とされ多少の名誉回復をしています。また、昔から文人墨客に愛用され「紫煙をくゆらす」という言葉があるように、煙をみてリラックスするという精神的な鎮静作用があるようです。タバコを止められない一部の知識人がこの点を強調して、喫煙を正当化、奨励しているのは不可解な話です。

一方、ニコチンは準麻薬のため、昔からニコチン中毒とかニコ中といわれる**タバコの依存性**をつくりますが、これは「**タバコ病**」（**喫煙病**）の主役ではあ

メタボリック症候群　*Metabolic Syndrome*

1980年代後半より、糖尿病、高脂血症、高血圧症など生活習慣病と動脈硬化症との関係が問題にされ、内臓脂肪の過度の蓄積は糖や脂肪代謝に異常を来すことがわかり、1999年、WHOは、この病態の呼称を統一してMetabolic Syndrome（MS）と呼ぶことを提唱した。2005年、日本内科系諸学会は、男性は腹囲85cm以上、女性は腹囲90cm以上で、糖尿病、高脂血症、高血圧症のうち2つ以上の症状に該当する人をMSと定めた。

りません。

タバコ一服の煙には、一酸化炭素、ダイオキシンなど４０００種以上の化学物質が含まれ、そのうちの60種に発ガン性が指摘されています。さらに10×14乗個の**活性酸素**[*]が含まれており、それが**タバコ病の主原因**です。従ってタバコの害は、ニコチンがニコチン依存症ＮＤ（Nicotine Dependence）をつくり、活性酸素が気管、肺・心臓その他あらゆる臓器に発ガンリスクや障害を与えるという形で進行します。


残念ながら、日本はタバコが専売制のため１箱１０００円以上の諸外国に比べ極めて廉価です。日本製タバコの原価は１箱20円程度ですが、それが４００円から５００円くらいで販売され、60％が税金、40％がタバコ会社の収入になり、広告費に年間７００億円を使っても、タバコ産業は巨額な利益を得ています。日本のタバコは２兆円の税収があり、国の財政に重要といわれますが、一方、タバコが原因の疾病で失われる人命、医療費の被害などの損害は３兆円を超えるといわれています。

かつて政治家の渡部《わたなべ》恒三《こうぞう》氏は、旧厚生大臣在任中「たばこは健康の素」と失

ニコチン　*Nicotine*

植物中に存在する窒素（N）を含む化合物、即ちアルカロイドの一種でモルヒネ、コカイン、キニーネ、カフェインなどと同類。タバコに含まれるニコチンは無色、揮発性液状、猛毒である。16世紀半ば、ポルトガル駐在のフランスの外交官ジャン・ニコは、友人がブラジルから持ち帰ったタバコの葉から共同で「葉巻」を作りフランス貴族の間で大流行させた。

言して顰蹙《ひんしゅく》を買いました。また、英国の文豪バーナード・ショウの〝禁煙ぐらい簡単なものはない。私は何十回もやっている〟という言葉は、タバコの強い依存性と禁煙の困難性の真相をついています。

しかし、長寿国の一員として健全な老後を送るためには、自分の知識でタバコの有害な原因を知ること、そして受動喫煙により周りの人に迷惑をかけないためにも、タバコ病から離別することだと思います。健康長寿を望むなら、まずタバコをやめましょう。

最近は**「タバコをやめられない」**のは**「精神および行動の障害」**に分類される病気であるという解釈から、その治療が健康保険の適用になりました。**国がタバコを売り、各種疾病の原因となるニコチン依存症をつくり、それを健康保険で治し、そして医療費は増える、**という悪循環にはなんとも釈然としないものがあります。

活性酸素

人間は、からだを構成する37兆の各細胞内にあるミトコンドリアという、ごく小さい器官でつくられるエネルギーで生存し行動している。ミトコンドリア（生産工場）は食事で口から入ったブドウ糖や脂質を材料とし、呼吸で肺から入った空気中の酸素の助けを借りて、エネルギー（生産品）をつくり出す。そのとき摂り入れた酸素から活性酸素が約2%発生するが、活性酸素は空気中の酸素と異なり酸化力が極めて強く、私たちのDNAを始め身体各所を傷つけサビつかせて、健康を阻害する猛毒の酸素である。活性酸素は老化や疾病と深く関係する（92頁詳述）。

「2」は適量のキーワード これを守れば休肝日は要らない

②過度の飲酒をしない

飲食物の中には少量摂取では有益、大量摂取では有害になるものがあり、酒類はその代表です。

大昔、病気は悪霊によって起こると考えられ、治療は専《もっぱ》ら悪霊退治で、当時は茶が鎮静剤、酒は興奮剤でした。医の旧字「醫」には悪霊を追い払うための「矢」の字、酒樽の形「酉」が見られます（白川静『常用字解』）。

酒は税法上、1・0％以上アルコールを含む飲料と規定されています。人間の歴史と酒は切り離せないもので、エジプトのピラミッドからも酒壺が発見されており、紀元前5000年以上も前から、人類はアルコール飲料を嗜《たしな》んでいました。

酒は各国に独自の規制があり、許可される年齢も異なります。日本では、未成年の飲酒は喫煙と共に、大正11年（1912）から規制されています。

明治時代に若くして米国へ留学した衆議院議員の根本正《ねもとしょう》は、当時の米国では多くの若者が酒で身を滅ぼすのを目の当たりにして、期するものがありました。帰国後、根本正は当時の飲酒に寛容な世俗の風習を改める戦いを続け、21年後に現行の飲酒規制が衆議院で可決されました。

昔から酒には毀誉褒貶《きよほうへん》が著しく、時には百薬の長ともいわれ、その起源は2000年の昔、中国大陸に「新」王朝を建国した「王莽《おうもう》」の「塩は食肴《しょうこう》の将、酒は百薬の長」という言葉からといわれています。百害の長といわれるタバコと異なり有益と有害の両刃の剣といえます。要するに**適量では薬、多すぎれば毒になり、クスリの逆はリスク**で、ほどほどが宜しいと思います。

中国の明代後期の医書『本草綱目《ほんぞうこうもく》』（1578年）が有害説を唱え、古来、日本は舶来崇拝思想のため、害のほうが強調されてきました。また、徳川幕府の御用学者＊**貝原益軒**《かいばらえきけん》の『養生訓』でも「焼酎は大毒あり、多く飲むべからず」と述べられており、悪者扱いでした。

多くの肝臓専門医は、日本酒4合（アルコール量約100g）を毎日10年間飲み続けるとアルコール性肝硬変（欧米型）になると警告していますが、外国人に比べ飲酒量の少ない日本人の発症は少なく、日本型の肝硬変はC型ウイル

貝原益軒（1630 ～ 1714）

江戸時代前期の儒学家、教育家、本草学者。徳川幕府の御用学者を務めストイックな健康理論を主張した。
後世に影響を与えた著名な『養生訓』（1713）は、上級武士、富裕な商人などの特権階級に健康管理を指導する健康読本で、幕府の愚民政策に都合のよい理論を展開し、ただでさえ低栄養の民衆にまで質素、倹約、粗食が美徳であるような錯覚を抱かせた。

ス肝炎経由のものが80％です。

日本人は欧米人に比べて、アルコールの分解酵素が少ないため一般に酒が弱く、まったく飲めない人、すぐ顔の赤くなる人（Japanese flush, Asian flush）が多く、肝硬変になるほど飲む人は少ないのが実情です。

酒ほど、飲む量に個人差のある飲料はありません。奈良漬を食べて酔う人もいれば「斗《と》酒《しゅ》尚《なお》辞《じ》せず」という人もいるので「適量」は、人それぞれで大きく違います。

詩作の傍ら、何時も飲んでいた唐の詩人李白《りはく》は「李白一斗詩百篇」、一斗飲むごとに百篇の詩をつくったと伝えられています。江戸川柳に「李太白　一合づつに　詩をつくり」があります。いくら李白でも「白髪三千丈」の類と思われますが、当時、度量衡の違う唐の一斗は、日本の3分の1位の量で、また唐代ではまだ蒸留酒を造る技術がなく、醸造酒だけで、それも当時の技術では中国酒のアルコール濃度は10％以下だったため、実際にそれくらいの量が飲めたのでしょう。

儒教思想の祖・孔子《こうし》は「四十而不惑」といいましたが、飲酒だけは例外で

『論語』郷党篇では「惟酒無量不及乱」（ただ酒には決まった分量はないが、乱れるまでは飲まない）と述べています。

日本でも「旅と酒と寂」を愛して、「三癖」と自称し、酒の歌で有名な若山牧水（１８８５〜１９２８）はまさに酒仙で、晩年は毎日朝から飲んでいました。亡くなる日の朝も盃を離さず、からだ内部からのアルコールの浸潤《しんじゅん》で、残暑なのに死体は傷まず死斑さえ出なかった、という嘘のような話が伝えられています。

英国の政治家・著述家、ウィンストン・チャーチル（１８７４〜１９６５）は葉巻をくわえた愛酒家としても有名でした。朝、昼、晩とワイン、ウィスキー、ブランデー、シャンパンとアルコール３５０ｇ以上を連日飲み続け、ダンヒルの太巻き葉巻チャーチル・サイズを１週間に１００本吸いながら91歳の長寿を全うしました。

酒は胃、腸から吸収されると、毎分２０００ℓの血液が通過する肝臓で、アルコール脱水素酵素（ＡＤＨ^{2}）の洗礼を受け、アセトアルデヒド（ＡＬＤ）に分解されます。**このとき、発生する活性酸素が、ＡＬＤとともに酒の害の主**

役となります。

ＡＬＤは発ガン性のある毒物で、顔が赤くなるのもこのためです。顔が赤い間は発生したアルデヒドが悪さを働いています。従って、飲むと顔の赤くなる人はあまり飲まないほうが賢明です。

ＡＬＤは、アセトアルデヒド分解酵素（ＡＬＤＨ^{2}）Ⅰ型、Ⅱ型により酢酸へ、さらに水と酸素へ分解されて消えていきます。Ⅰ型は働き者で、ＡＬＤが少しでもあるとすぐに働き始めます。

分解酵素は日本人の50％以上は（－）で、逆に欧米人はほぼ１００％の人が（＋）のため、この違いが酒に対する「強さ」の差となっています。Ⅱ型はＡＬＤがある程度の濃度にならないと働きださない、のんびりタイプです。

初めはお酒に弱かった人でも、昔の軍隊や会社の仕事上の必要に迫られて無理に飲まされる、いわゆる「鍛えられる」ことで少しは飲めるようになることがあります。これはアルコール分解酵素とは別系統の薬物代謝という機能によるものです。

分解酵素が不足してアルコールが分解されないと、本来は汚染物質や薬物を処理するための薬物代謝系が代わってアルコールの分解代謝を担当し始めます。

しかし、お酒が飲めるようになるのはいいのですが、薬物代謝系の負担はその分大きくなり、そのままではやがてからだの変調を来すことになります。この予防には、薬物代謝系をサポートする栄養補給の手段として、ビタミンCとEを十分に摂る必要があります。

また、薬物代謝に伴って発生する活性酸素が肝障害を起こすので、活性酸素掃除物質である**スカベンジャー***の多量摂取も必要**となります。つまり、アルコールがダイレクトに肝障害を起こすのではなく活性酸素が働くためで、スカベンジャーでこれをきちんと退治すれば、肝機能の正常な人に適量の酒はそれほど怖いものではなく、休肝日も必ずしも必要はないでしょう。

◎多彩な薬理作用

酒に十の徳あり、と言い伝えられていますが、**「適量」という条件つきで酒には良い面もあります。**

①血液の抗凝固作用があり、酒飲みには心筋梗塞が起こりにくい。また、血圧を上げ、血液も固まりにくくするため脳出血にはマイナスに働き、血管がつまる脳梗塞では予防となりプラスに働きます。

スカベンジャー（96頁参照） *Scavenger*

街路掃除人〈Scavenge：街頭を掃除する〉転じて「活性酸素掃除物質」（成人病や老化の元凶とされる活性酸素を始末してくれる物質の総称）の意味に使われる。

植物は、日光の紫外線を避けられないので自分の体内でスカベンジャーを製造する。その代表がフラボノイドでスカベンジャーとして極めて有効で、人間は植物のつくったものを利用させてもらっている。いま流行の赤ワインに多いポリフェノールもその仲間である。

②ある種の神経伝達系を刺激して、頭の活性化に最も適した働きをします。

③コレステロール代謝系は良くなり、善玉コレステロール（ＨＤＬ）を増やします。

④ワインなどのポリフェノールは免疫力を高め、細胞の老化を防ぐ作用があるので、戦前は赤酒（セキシュ）と称して処方され、薬酒といわれました。

⑤大脳の前頭葉新皮質を麻痺させ、人間の本能の抑制がとれるので、本音が出て会話を滑らかにし、意思の疎通がよくなります。

⑥**ビール腹**＊にはなりますが、飲める人には、酒席を楽しむことがストレス解消法の一番手です。

⑦免疫細胞の代表であるＮＫ細胞の活性を高めます。

◎適量を外れた場合

酒の害が出ます。

①本能を司る脳幹に働き、理性の抑制が過度に除かれると乱酔状態を起こします。

②大脳新皮質の麻痺により大脳抑制作用がとれて、本能のまま傍若無人の行動

ビール腹

ビールに含まれる糖質の量は、ジョッキ2～3杯で食パン1枚程度と、たいしたものではない。しかし、アルコールは分解酵素によりからだには毒と判断され、分解酵素は、その処置、解毒化を最優先して行う。その結果、脂肪の貯蔵や糖質からの脂肪合成が促進されるため、下腹部に脂肪がつきやすくなる。

や会話をして傍迷惑になります。

③アセトアルデヒド分解酵素の処理能力以上の飲酒を続ければ、肝障害を来します。

④長期大量の飲酒は、最も大切な脳の栄養物質であるブドウ糖の消費量を抑制するため、アルコール性小脳変性症やアルコール性痴呆症を発症します。

⑤アルコールの精神依存の強さは、実験的にカフェインを1とすると、ニコチンは80～160、アルコールは320～640で、タバコの4倍の**精神的依存度**があります。

⑥喉（舌、咽頭、喉頭）と食道の粘膜を直接刺激して発ガンの原因となります。とくに**食道粘膜にはＡＬＤＨ$_2$がないので、アルデヒドは直接、食道粘膜に発ガンを誘発します**。食道ガン患者の男・女比は10：1で、さらに酒の量に比例して発生率は倍々以上に増え、酒1合の害を1とすると、2合では6倍、3合では11倍になると計算されています。

さらに、タバコの害と酒の害を足すと、その答えは1＋1＝2ではなく10にもなります。最近、舌、咽頭、喉頭、食道などの重複ガンが急増していますが、このほとんどがタバコ、酒、香辛料を併用しているパターンです。

口から肛門へ繋がる筒状の消化管は、胎生期に外胚葉（皮膚）が上は口から下は肛門から、からだの中にめくれ込んだ結果できたもので、口から食道までは皮膚と同じ解剖学的構造の扁平上皮で覆われています。

従って、口の中（舌、咽頭、喉頭）と食道は組織的に親戚関係にあり、咽頭ガン（扁平上皮ガン）になる人は食道ガン（扁平上皮ガン）になりやすく、食道ガンに罹る人は舌ガン、咽頭ガンを併発しやすく、重複ガン発生の可能性が非常に高くなります。

いずれにしても以上の関係から、大酒を飲む、とくに強い酒で喉を刺激する上にヘビースモーカーというのは、命知らずの行為といえます。酒は適量、厳しく禁煙を守りましょう。

２００４年の厚労省調査によると日本のアルコール依存者は男性７・１％、女性１・３％で計４４０万人もあり、アルコール依存症の運転事故が後を絶たず、社会的に問題となっています。飲酒運転の罰金が極めて高額となり、平成の「**禁酒法**」＊と批判されていますが、厳しい罰則は多少の歯止め効果はあっても、それでも飲むのが依存症です。そうなるといくら罰金を高くしても酒はや

庶民のささやかな楽しみを無視し、人間の愛酒本能に背いた規律を無理強いした結果、必然的に社会的な歪みが生じた。ギャングスターによる酒の密輸、密造は日常化し、裏口営業のもぐり酒場はニューヨークだけで3万軒以上あったといわれ、こと酒に関しては人々の法を破る罪悪感が次第に麻痺していった。そして、ついに飲酒の害よりも、法を守らない習慣が一般化し、**法律遵守意識の廃退**を恐れた議会は、ルーズベルト大統領の就任と共に憲法修正21条により禁酒法を廃止し、悪名高かった同法は13年の歴史を閉じることになった。

められず、飲酒運転の重大事故解決にはつながらないでしょう。むしろ、飲酒運転事故の加害者の罰則が被害者の損失に比べ、あまりに軽すぎるのが問題ではないでしょうか？

ところで、からだに入ったアルコールは肝臓で分解され血液中に入ります。酩酊度は血中アルコール濃度に比例し、０・03％を超えると酒気帯び運転となり法に触れます。血中濃度が０・４％を超えると、脳は麻痺して意識不明の昏睡状態に陥ります。

毎年１万２０００人くらいの事故が報道される、大学の運動部や若者の間で行われる「一気飲み」は、人体内のアルコール分解酵素および分解過程を認識しない極めて非科学的で、野蛮な行為といわざるを得ません。急性アルコール中毒は大変危険で、現在では強要した者は刑法の傷害罪になり、泥酔した人を放置した場合は保護責任者遺棄罪になります。

アルコールの分解能力は体重に比例するので、からだの大きい人ほど酒に強いのが一般的です。１時間に体重１kg当たり０・１gのスピードで分解されますから、体重が60kgなら、１時間に６gのアルコールが処理されることになり

禁酒法（1920 ～ 1933） *The Prohibition, The Volstead Act*

19世紀後半より慢性的な食糧不足のアメリカでは、麦がウィスキー製造に浪費されることおよび飲酒はキリスト教の教えに反することから、固い家庭の奥様方から飲酒反対が叫ばれていた。第1次世界大戦（1914 ～ 1918）が始まり、戦争による食糧不足がさらに深刻になると、ロックフェラーII世の支持により「禁酒法」（アメリカ憲法修正18条）が議決された。しかし、時の第29代大統領ハーディング（1865 ～ 1923）は本能の命ずるまま密かに禁を破り飲んでいた、と伝えられている。

ます。朝、すっきりした気分で仕事に出かけたいと思うなら、自分の肝臓のアルコール分解能力を体重から計算して、酒の量と飲み終える時間を決めることです。

酒で命を縮めても、早くからボケてもかまわないというならともかく、**酒は飲みたい、元気で長生きしたいならやはり適量をしっかり守る**必要があります。

アルコールは1g約7kcalと高カロリーですが栄養分はなく、アルデヒドが分解される代謝のためにビタミンB群の***ニコチン酸**が大量に消費されます。従って、お酒を飲むときはニコチン酸を含む**「つまみ」を一緒に食べることが合理的**です。枝豆やその他の豆類、チーズ、ソーセージや魚類など、経験に基づく先人の知恵は、ニコチン酸のことを知らなくても、理に適《かな》った肴を酒の友に選んでいました。

私の知る限り、欧米人に二日酔いはあっても休肝日という言葉はないようです。日本では休肝日を毎週1日もつほうがよい、という考え方もありますが、休肝日があるからといって、他の日に深酒をしては意味がありません。

ニコチン酸

ビタミンB群の一種で、ニコチン酸アミドとともに「ナイアシン」と総称される。動物性食品では魚類、肉類、とくにレバーに多く含まれ、植物性食品では、種実類（ピーナッツ）やきのこ類に含まれる。必須アミノ酸のトリプトファンから合成される。炭水化物、脂質、たんぱく質の代謝に必要な酵素の働きを助ける「補酵素」となり、アルコール代謝ではアルデヒド分解酵素をサポートする「補酵素」となり大量に消費される。

肝機能検査でγ-GTPが70以下、その他の肝機能もまったく正常な人は、毎日適量を守り十分な肴を食べながら飲めば、休肝日は必ずしも必要ではありません。

むしろ、**飲みたい酒を飲めないためのストレスのほうが、これまた活性酸素を発生させる**ので問題です。

アルコール分解能力には、著しい個人差があるため一律には決められません

COLUMN

江戸時代のアルコール度数

18世紀の江戸は人口約130万人、人口密度は当時世界のロンドンを凌ぐものでした。江戸っ子は毎日平均4合を飲む酒好きで「大酒の会」という競技会で鯉《こい》屋《や》利《り》兵《へ》ヱ《え》という人が1斗8升を飲んで優勝した記録が残っています。なぜにこれほど大量の酒が飲めたかには訳があります。当時の酒はいまのものよりアルコール度数がずっと低かったからです。

その頃はまだ科学的にアルコールという概念はなく、従ってメーターもなく、アルコール度測定ができないので、酒蔵により濃度はまちまちだったようです。

灘や伊丹から千石船で出荷された酒樽は、江戸の問屋や居酒屋に着くと、多摩川の水で割られ容量を増やしたので、酒を水で薄めることを「たまを割る」といいました。実際はアルコール濃度は12%ぐらいだったので大量に飲めたわけです。当時「むらさめ」という有名な銘柄があり、江戸の町で飲み村まで帰ってくるうちに醒めるので、この名前が付いたといわれています。

が、日本人では**1日当たりの適量は「2」のキーワードで、酒2合、またはビール小瓶2本、または水割り2杯**までが望ましいと思います。

別の方法として、1日の量にとらわれず、1週間の総量を決める方法もあります。

日本酒なら1週間14合を限度として、それ以内で収まるように決めた量を飲む日、飲まない日と自由選択します。

ところで、日本では酒席での失敗に甘く、今でもまだ大目にみる暗黙の了解がありますが、これは「日本の常識は世界の非常識」になります。

③規則的に毎日からだを動かす
60～65歳は10mを5・0秒 70歳以上は5mを5・0秒で歩く

健脚度という脚の健康状態を示す基準があります。60～65歳の方は10mを5・0秒で歩けますか？　歩ければ合格です。70歳以上は5mを5・0秒で合格です。ちなみに80歳でエベレスト登頂を達成した三浦《みうら》雄《ゆう》一郎《いちろう》氏は2・9秒で歩けました。

歩く速度が遅いほど、早く介護が必要になる危険性が増します。

成人した人間の筋肉量（横紋筋繊維）は、生理的細胞老化のため、誰でも1年で1％ずつ落ちていき、身体能力は次第に低下します。

若いころはあまり気になりませんが、高齢者では加齢と共にこの傾向は加速し、70歳以降は1年で2％、80歳を過ぎると3％となり、90歳までの10年間では、さらに30％がなくなります。これが老人の「**痩せ衰え**」の本態で、日常生活に大きく影響します。

従って、予防のためになるべく筋肉、とくに萎縮しやすい大腿四頭筋、大臀筋を動かす生活習慣を保つ必要があります。

西洋の諺で「**2本の足が元気なうちは、心臓も脳も元気である**」、また「**2本の足は2人の医者**」といわれていますが、歩くことにより、脳、心臓は活性化され、とくに直感、感覚、創造力を司る右脳を鍛えるのに役立ちます。

昔からアリストテレス、バッハ、ニーチェ、カントなど歴史に名を残す哲学者や音楽家は好んで歩きながら思索を練りました。また、歩く速度と精神の健康とは深いかかわりがあり、ゆっくり歩けば余裕が生まれ、有機的しかも有効に時間を使うことができます。

今日では健康ブームの一環としてスポーツ礼賛の風潮があり、スポーツをすれば健康になれるという思い込みが浸透していますが、アクティビティとスポーツは別物です。日光に当たらず、紫外線による活性酸素発生の害のない、掃除、洗濯、雑巾がけなど奥様方の毎日の家事労働は、「おーい、お茶」の御主人に比べ最高のアクティビティで、女性が長寿な原因の１つとも考えられます。

いま糖尿病に関連して、ニート・ＮＥＡＴ（Non-Exercise Activity Thermogenesis）という言葉があり、特別な運動はしなくても**家事労働によるアクティビティで熱を産出する**ことが糖尿病の予防、治療に役立つといわれています。つまり自宅の室内は立派なジムといえます。

運動は筋力、関節の柔軟性を保つために意義があり重要ですが、カロリー消費の面からみると、消費されるエネルギーは思いのほか少ないものです。たとえば、２時間以上走るフルマラソンをしても、消費されるエネルギーは約２４００㎉で体脂肪３００ｇの消費にすぎず、数kgに及ぶ体重減少のほとんどは汗で脱水するためです。

「規則的な運動」の本質は、からだをまめに動かすことで、特別にスポーツを奨励するわけではありません。

また、屋外の運動には**紫外線***を浴びるデメリットがあり、紫外線は皮膚の水分H_2Oを割って活性酸素（・OH）と水素（・H）を発生させます。近年、皮膚ガンの急増が認められますが、これは排気ガス、フロンガスなどの大気汚染で1970年以降、宇宙のオゾン層が減少したためと、近代人に日光浴の習慣が定着したためで、従って、直射日光下でスポーツを長時間したり、プールサイドの日光浴は健康のためには疑問です。

④規則的に7〜8時間寝る

睡眠不足は老化を促進、不規則な睡眠は体内時計を崩す

1910年代までの人間は暗くなると寝る、明るくなると起きる、という生活の毎日で、平均睡眠時間は約9時間でした。

1980年代になると、この生活スタイルは一変して近代産業の発展に伴い

紫外線

可視光線（虹の7色、赤橙黄緑青藍紫）の最も短い波長の紫の外側にあるという意味でUVA、UVB、UVCの3種類がある。UVAは、マイルドで比較的害が少ないが最も波長が長くガラスを通過するので、車内や室内でも影響があり、皮膚の深層まで到達するのでシワの原因となる。UVBは、UVAよりも地表に到達する量は少なくガラスも通過しないが、日焼けやシミをつくり活性酸素を発生させて皮膚ガンの原因となる。UVCは波長が短いためほとんど地表に到達しない。

人間のする仕事が増え、一方、レジャーに費やす時間も増えて、ますます睡眠時間は減少傾向となりました。

とくに、24時間生産（Around-the-clock production）の仕事のシフトワーカーは、5時間睡眠を強いられるのも稀ではなく、その結果、現代人には慢性の睡眠不足のストレスに由来する生活習慣病が当然多くなり、現在の生活様式は生き物の人間にはかなり無理があります。

ＮＨＫの国民生活時間調査によると、毎年、日本国民の睡眠時間は短縮し、過去40年間で約1時間近く減少し、国際的にも際だって低いものといわれています。健康維持のためには十分な睡眠が必須で、その目的は脳を休めることです。外見上、人間は眠っていても脳の働きはストップしないで、常にベストな状態で脳を働かすためにメンテナンスを続けています。

１９５３年ロシアの生理学者クライトマンが〝**ＲＥＭ睡眠**〟を発見しました。これはRapid Eye Movementの略称で、睡眠周期の最後に急激な眼球運動があらわれ、脳波が覚醒状態に近づくというもので、いわば、脳を活性化し、目覚めさせるための浅い眠りです。

ＲＥＭ睡眠では、覚醒しているときよりもむしろ脳の代謝レベルは高く、複雑で感情を伴う夢をみます。そのため失敗したり、困る夢をみることが多いものです。

これに対し、〝**Ｎｏｎ‐ＲＥＭ睡眠**〟（核睡眠、Core sleep）は、脳を沈静化し休ませるための深い眠りです。人間は１日24時間の間で、最低３時間以上脳を休める必要があります。従って寝入りばなの３時間はＮｏｎ－ＲＥＭ睡眠がプログラムされていて、このとき、**成長ホルモン**が分泌されます。

人間の眠りは、Ｎｏｎ－ＲＥＭ睡眠で始まりＲＥＭ睡眠で終わる約90分間のサイクルで行われています。生まれたての赤ちゃんは１日の３分の２以上を眠っていますが、ＲＥＭ睡眠が50％を占めています。生後１年位からＮｏｎ－ＲＥＭ睡眠が多くなり、大人ではＮｏｎ－ＲＥＭ睡眠が約75％、ＲＥＭ睡眠が約25％となり、従って大人は睡眠時間が少なく、子どもは多くなります。

体内時計の24時間リズムにより、睡眠、覚醒、ホルモン分泌、血圧など、人間の神経系、内分泌系はすべてコントロールされていますが、体内リズムの調節ができるのは、自分だけです。自分に最も適した就寝・起床のリズムを確保しましょう。

◎睡眠のメリット

①何も食べないので、胃腸、心臓の負担が減ります。

②活性酸素の発生が抑えられ、ＮＫ細胞（Natural Killer細胞、リンパ球の一種で免疫力が強く、活性酸素の天敵）が増えます。

③成長ホルモンは睡眠後30分から出始め約１時間位分泌され、「寝る子は育つ」の科学的な根拠となり、また、老化に抵抗する作用が認められます。

④活性酸素の活動を抑えるメラトニンが出ます。

⑤内臓の安静により、肝臓の血流量は７倍となり、膵臓では３倍になります。また骨髄の血流量も増します。従って肝、膵疾患の患者には睡眠、安静が治療の第１となります。

睡眠時間は人さまざまで、長時間よく眠る人も、あまり眠らない人もあり、理想的な睡眠時間を決める科学的根拠はありません。超短時間睡眠者（ショート・スリーパー）は１日が２日に使えて仕事の上では効率が極めて良いとされ、ナポレオン、エジソン、森《もり》鷗《おう》外《がい》などは有名で、私の知っている方にも何人もいました。しかし、睡眠不足は脳の疲労、からだの慢性的な疲労により「体内時計」のリズムが狂い、抗ストレスホルモンの分泌が妨げられ免疫力の低下につながります。

睡眠時間を削ると老化を促進し、結局は短命に終わる方が多いのが現実で、４時間以下は短命になるというデータもあります。

ギネスブックの不眠世界記録は、米国の高校生ランディ・ガードナーで、２６４時間12分（約11日）（１９６５年）でした。

観察記録によれば、本人が元気だったのは初日だけで、２日目から目の焦点が合わなくなり、５日目には幻覚が起こり、９日目からは会話不能になりました。40年後に、ある挑戦者がこの記録を数時間上まわりましたが、ギネスブックは、長時間の不眠は極めて有害、危険な行為として記録の掲載を拒否し、それ以来、不眠記録への挑戦者はなくなりました。

逆に9時間以上睡眠を必要とする偉人もいます。１日10時間以上の睡眠を必要とする長睡者（ロング・スリーパー）の代表は、アインシュタイン、ゲゲゲの鬼太郎の水木しげる等です。

最近、睡眠関連呼吸障害群の１つで上気道の閉塞による睡眠時無呼吸症候群が脚光を浴びています。肥満、加齢による口内筋力の低下により気道が狭くなり、無呼吸や低呼吸が、Ｎｏｎ－ＲＥＭ睡眠の初期段階、ＲＥＭ睡眠時に多く出現します。熟眠感の欠如、昼間の眠気、疲労感を来し、運転事故を起こすほか、血中の酸素飽和度の持続的低下による動脈硬化、高血圧、不整脈などが合併するので、専門医の診察が必要です。適応があれば（経鼻）持続陽圧呼吸（ＣＰＡＰ）が治療に使われ、非常に有効です。

睡眠不足は最大のストレスです。「夜、眠れない」と訴える人はよくいますが、大抵は本人が「まったく眠っていない」と思い込んでいるだけで、生きるのに必要な睡眠は自然にとっている筈です。

睡眠薬は循環器の正常な人なら、量が過ぎない限り、必要に応じて使用しても問題ありません。睡眠薬は薬理的にお酒と似たところがあり、効き方に個人差が著しいほか、呼吸中枢の抑制など大脳への影響の仕方にも共通点があります。ただお酒は飲んで爽快な気分になる場合がありますが、睡眠薬にはありません。お酒は飲みたいのに飲めないとストレスになることがありますが、睡眠薬にも同じ傾向があります。

ゴルフ前夜などに早く、よく眠りたいときには、超短時間作用型の入眠剤で、半減期が極めて短く2時間の〝マイスリー〟などは有効でしょう。これは睡眠導入作用のみで、筋肉弛緩作用がないので翌日のゴルフに影響がなく、酒と併用しなければリスクはないと思います。

同じ7～8時間寝るといっても、**寝る時間と起きる時間をなるべく一定にすることも、体内時計のリズムを崩さないために必要です。**

⑤適正な体重を維持

過度のダイエット志向は間違い、やや太り気味のほうが長生きする

2000年の昔、古代ローマ帝国では文明爛熟の結果、太り過ぎによる弊害がすでに社会問題となっていました。一般市民もテルメ（温泉）で減量をはかり、体型を整える療法が盛んで、そのようなローマ人の美を求める感覚は美意識の発達に連なり、現代のミラノを中心とするイタリアン・ファッションの基となりました。

しかし、太るほど食料のあったローマは当時では例外的なことで、人間の歴

史は有史以前から近代まで飢餓との戦いで、食べられるときにできるだけ食べる、という本能は深くインプットされていて、食品のあふれている現在ではつい食べ過ぎてしまいがちです。

有史以来、長い飢餓時代の影響で、いまでは3人に1人がカロリーの消費量が少なく肥満になりやすい**「節約遺伝子」または「肥満遺伝子」**をもっています。この遺伝子の所有者は、一度太ると痩せにくい体質です。このため、人間には太りやすい体質と太らない体質があり、食事の量が厳格に規定されている軍隊や刑務所で、まったく同じカロリーのものを食べていても「肥満」と「痩せ」の両方がみられます。

もし、食欲の赴くままに飽食していれば、成長期を過ぎて新陳代謝の減少した中年以後の成人は誰でも太ります。従って、**適正体重を保つ**には、日常生活で毎日の摂生が必要です。

肥満は全身に分布する脂肪細胞内に、過剰な脂肪液が溜まった状態です。脂肪細胞は自分の2・5倍まで脂肪液を溜められますが、それ以上では細胞の数を増やして対応するので肥満現象が起きます。普通、脂肪細胞数は250億ですが、小児期に肥満になると、正常より細胞数が増加し、大人になってもその数は減らず、極度の肥満では６００億まで増加します。

脂肪は細胞内に中性脂肪として貯蔵され、乾電池のような役目を果たし、運動すると遊離脂肪酸としてエネルギー源になるので、脂肪のある程度の備蓄は人体のエネルギー生産上不可欠です。従って、本来、脂肪は人間にとって生存上必要な組織です。

◎正常な脂肪

①エネルギーの貯蔵庫として運動時に役立ちますが、太り過ぎると過剰な不良在庫となり、すぐにはエネルギーに転化しにくくなり、体重の負担となります。

②保温用綿入れおよび外圧性ショックに対するクッション、あるいは皮下、内臓間のパッキングの役目をしますが、過剰となれば肝臓に入って脂肪肝、血管壁について動脈硬化、膵臓に入って糖尿病をつくり、筋肉を霜降り状態にします。

③保温用のコートの役目をします。ドーバー海峡横断などの、冷たい海での超長距離遠泳には体脂肪の備蓄が必要で、有名選手は体脂肪30%を維持しています。

④太古以来の非常食です。昔の女性は妊娠中は、外出できないので体脂肪をエネルギー源としました。戦後シベリアの苛酷な環境下に抑留された人でも、太っていた人は寒さと飢えから助かりました。

⑤たんぱく質の一種である善玉**サイトカイン***の**アディポネクチン***を分泌します。

人類の歴史では、旧《ふる》い時代はほとんどが飢餓の時代でした。生存のための非常食として脂肪は本来、生体に必要なものですが、最近の研究により男女共に正常脂肪細胞からはサイトカインのアディポネクチンが分泌され、①動脈硬化抑止作用があり、②脂肪を正常脂肪細胞内に取り込む働きをして、ガンの発育抑制にもかかわるなど善玉の作用もすることがわかりました。

しかし、内臓に脂肪が溜まりすぎてしまうと、今度は逆にネガティブ・フィードバックが起こり、アディポネクチンの拮抗物質である炎症系のＴＮＦ－α、レジスティンなどのサイトカインが分泌され、動脈硬化が促進されるようになります。

この状態が、昨今、問題となっている〝**メタボリック・シンドローム**〟の本態で、内臓脂肪型肥満の人は常にからだのあちらこちらに有害な「炎症」を抱

サイトカイン　*Cytokine*

リンパ球から分泌されるたんぱく質でできた生理活性物質。特定の細胞に情報を伝達し、その細胞の増殖、分化、機能発見などに関係する。種類は非常に多く、相互作用のネットワークを形成し免疫、炎症に関係したものが多い。ホルモンは臓器単位で分泌され、遠隔の臓器に作用するのに対して、サイトカインは、細胞単位で分泌され、隣接した細胞や自身の細胞に作用することもある点で異なる。

えている状態なので、メタボは避けたいものです。

食べ過ぎて中性脂肪がどんどん増えると全身の脂肪組織は何倍にも膨れあがります。これが肥満の実態です。１㎏太れば、つまり脂肪組織が１㎏増えれば、その脂肪を養うための毛細血管は１・５㎞増すため、末梢まで血液を送り出すポンプ役の心臓には太った人ほど負担がかかります。

肥満は有害ですが、肥満というと力士＝短命という関連したイメージがあります。１９３５年（昭和10）以前生まれの横綱の平均寿命は55歳でした。横綱は一般力士より遥かにストレスが多いため、活性酸素の発生も多く、ＮＫ細胞の活性が低下し、免疫機能も落ちるのでしょう。

還暦を無事に迎えた横綱は現在までに10人で、大鵬《たいほう》は脳卒中のため、赤いまわしをつける還暦土俵入りは行わず写真撮影のみでした。最近でも現役当時30歳の大関・栃東《とちあずま》が脳梗塞で引退し、鳴戸親方（元横綱・隆の里）や田子ノ浦親方らが急死しました。日本の国技といわれる相撲も、残念ながらフランスのサルコジ元大統領には「肥満症の戦闘は、知的スポーツではない」と映ったようです。

アディポネクチン *Adiponectin*

脂肪細胞から分泌されるたんぱく質の一種で、脂肪細胞から血液中に分泌されインスリン抵抗性の改善、動脈硬化抑制、抗炎症、心肥大抑制などの効果があるといわれている。最近、アディポネクチンのこのような善玉的な作用は高分子型によるものであり、低分子型には食欲増進など逆に悪玉的な作用があるといわれている。また、肥満の進行に伴って高分子型のアディポネクチンが低下するのに対し、低分子型のアディポネクチンは減少しないことが認められている。

肥満は生活習慣病の上位に位置し、肥満者は一般に短命ですが、国民の３分の２が過体重で、その３分の１が超肥満者のアメリカでは肥満が原因で毎年40万人が死亡しています。人間はどこまで太れるのか？　ギネスブックによれば２００６年に認定されたメキシコの男性マヌエル・ウラベさんが体重世界一の５６０㎏でした。

◎肥満の害

①体重そのものの害として見た目が悪い。肥満は余分な重い荷物を24時間担いでいる状態なので、心臓、腰、膝に余計な負担がかかり、とくに膝関節は加齢とともに破壊して、歩行困難になります。
②心臓、肝臓、血管壁へ脂肪が侵入し、正常な機能を妨げます。
③太り過ぎてＣＴやＭＲＩに入れず、検査できない人がいます。
④脂肪が外科手術の妨げになります。
⑤体重が１㎏増すと、コレステロールが、家族性高コレステロール血症者（遺伝的に家族全員のコレステロールが異常に高い家系）では40㎎、それ以外の高コレステロール血症者は20㎎上昇します。また、肥満になるほど糖尿病の発生頻度が増します。逆に、１㎏減ると最高血圧は１・５㎜Hg下がり、10㎏

減れば15㎜Hg降下します。

⑥ＮＫ細胞を減らして免疫力を低下させます。

⑦肥満細胞から多量のエストロゲン（黄体ホルモン）が出て、正常細胞をガン化させる可能性が高く、一般には大腸ガン、女性では乳ガン、子宮ガンのリスクが増します。

⑧脂肪細胞から分泌される善玉サイトカインのアディポネクチンが肥満になると出にくくなります。

⑨肥満の人は歯周病に罹《かか》りやすくなります。痩せている人を１とすると重度肥満の人は８・６倍歯周病になります。（九州大学研究調査結果）

デンマークでは肥満が増えたため２０１１年10月より「脂肪税」が制定され、乳製品などの脂肪食品を１kg購入すると16クローネ（約２２０円）が課税されるようになりました。また、ハンガリーでも肥満防止のためポテトチップス購入時に１kg当たり２００フォリント（約80円）が課税され、なんとその税収が81億円になる、といわれています。

図A　肥満と痩せの判定表

（日本肥満学会方式）

身長（cm）×22より求めた標準体重（kg）と肥満度別にみた体重（kg）

肥満度（%）／身長（cm）	−20	−10	標準体重	+10	+20	+30	肥満度（%）／身長（cm）	−20	−10	標準体重	+10	+20	+30
140	34.5	38.8	43.1	47.4	51.7	56.0	168	49.7	55.9	62.1	68.3	74.5	80.7
141	35.5	39.3	43.7	48.1	52.4	56.8	169	50.2	56.5	62.8	69.1	75.4	81.6
142	35.5	40.0	44.4	48.8	53.3	57.7	170	50.9	57.2	63.6	70.0	76.3	82.7
143	36.0	40.5	45.0	49.5	54.0	58.5	171	51.4	57.9	64.3	70.7	77.2	83.6
144	36.5	41.0	45.6	50.2	54.7	59.3	172	52.1	58.6	65.1	71.6	78.1	84.6
145	37.0	41.7	46.3	50.9	55.6	60.2	173	52.6	59.2	65.8	72.4	79.0	85.5
146	37.5	42.2	46.9	51.6	56.3	61.0	174	53.3	59.9	66.6	73.3	79.9	86.6
147	38.0	42.8	47.5	52.3	57.0	61.8	175	53.9	60.7	67.4	74.1	80.9	87.6
148	38.6	43.4	48.2	53.0	57.8	62.7	176	54.5	61.3	68.1	74.9	81.7	88.5
149	39.0	43.9	48.8	53.7	58.6	63.4	177	55.1	62.0	68.9	75.8	82.7	89.6
150	39.6	44.6	49.5	54.5	59.4	64.4	178	55.8	62.7	69.7	76.7	83.6	90.6
151	40.2	45.2	50.2	55.2	60.2	65.3	179	56.4	63.5	70.5	77.6	84.6	91.7
152	40.6	45.7	50.8	55.9	61.0	66.0	180	57.0	64.2	71.3	78.4	85.6	92.7
153	41.2	46.4	51.5	56.7	61.8	67.0	181	57.7	64.9	72.1	79.3	86.5	93.7
154	41.8	47.0	52.2	57.4	62.6	67.9	182	58.3	65.6	72.9	80.2	87.5	94.8
155	42.3	47.6	52.9	58.2	63.5	68.8	183	59.0	66.3	73.7	81.1	88.4	95.8
156	42.8	48.2	53.5	58.9	64.2	69.6	184	59.6	67.1	74.5	82.0	89.4	96.9
157	43.4	48.8	54.2	59.6	65.0	70.5	185	60.2	67.8	75.3	82.8	90.4	97.9
158	43.9	49.4	54.9	60.4	65.9	71.4	186	60.9	68.5	76.1	83.7	91.3	98.9
159	44.5	50.0	55.6	61.2	66.7	72.3	187	61.5	69.2	76.9	84.6	92.3	100.0
160	45.0	50.7	56.3	61.9	67.6	73.2	188	62.2	70.0	77.8	85.6	93.4	101.1
161	45.6	51.3	57.0	62.7	68.4	74.1	189	62.9	70.7	78.6	86.5	94.3	102.2
162	46.2	51.9	57.7	63.5	69.2	75.0	190	63.5	71.5	79.4	87.3	95.3	103.2
163	46.8	52.7	58.5	64.4	70.2	76.1	191	64.2	72.3	80.3	88.3	96.4	104.4
164	47.4	53.3	59.2	65.1	71.0	77.0	192	64.9	73.0	81.1	89.2	97.3	105.4
165	47.9	53.9	59.9	65.9	71.9	77.9	193	65.5	73.7	81.9	90.1	98.3	106.5
166	48.5	54.5	60.6	66.7	72.7	78.8	194	66.2	74.5	82.8	91.1	99.4	107.6
167	49.1	55.3	61.4	67.5	73.7	79.8	195	67.0	75.3	83.7	92.1	100.4	108.8

＊180cm×180cm×22=71.28が標準になっている。身長180cmで標準体重71.28は、見かけは痩せて見える。

まず、自分のBMIを計算してみてください。

たとえば　身長180cm　体重100kgの人は

$$\frac{100\text{kg}}{180\text{cm} \times 180\text{cm}} = 30.8\text{BMI}$$

となります。

しかし、明らかに肥満の人はともかく、最近では普通体重の人、とくに一部の若い女性は、やたらにダイエット志向ですが、**痩せているほうが健康だと盲信するのも大間違い**です。

先年、厚労省と肥満学会が**ＢＭＩ**＊を指標にした肥満度の共同調査をしました。「痩せているほうが健康に良い」が正しければ、**ＢＭＩ22以下の人が長生きするハズですが、それを証明する事実はありません。**

むしろ、１９８７〜１９８９年に生命保険に加入した３００万人以上を対象にした肥満度と死亡率との関係をみると、**40歳以上で最も死亡率が低かったのは、男性でＢＭＩ24・45、女性はＢＭＩ22・8**でした。データは「**やや太り気味」のほうが長生きする**ことを示しています。

⑥間食をしない
間食は健康の大敵・活性酸素も発生する、食事は5時間以上間隔をあける

間食は不規則で余分な食事のため、カロリーオーバーになり、肥満を誘発す

BMI *Body Mass Index*①
標準体重の計算法の一番簡単なものは、（身長cmマイナス100）×0.9という方法。たとえば、身長180cmの人は、80×0.9=72kg。この簡便法は大体の標準体重を示し、なかなか便利だが、欠点は身長の低いほど少なくなり、身長100cmの人は0になってしまう。

るのでなるべくやめましょう。

肥満は、ガン細胞と戦うのに最も重要な役目をするリンパ球の一種で免疫力が強い**ＮＫ**（Natural Killer）**細胞**を減らします。

また、間食は健康の大敵、活性酸素の発生とも関係します。食事をすれば消化・吸収にエネルギーが必要となり、エネルギー産生の際、活性酸素が発生し、酸化ストレスの発生が一定時間続きます。酸化ストレスの波は数時間で消えますが、間食をすれば波の下がる前にまた上がることになり、活性酸素の発生が続きます。この波が下がりきってから食事をしたいので、**食事は5時間以上の間隔をおくことが理想**とされています。

発生した活性酸素は、からだの各臓器に悪影響を及ぼしますが、とくに血管内皮細胞に与えられた損傷は、動脈硬化の原因となります。

女性の場合、女性ホルモンが豊富に分泌される若いうちは、活性酸素に対する抵抗力が強いのですが、閉経後は急にこの抵抗力が失われ、動脈硬化が起きやすくなり要注意です。

BMI *Body Mass Index②*

現在、肥満学会の推奨するのは、国際的にもポピュラーなBMIという体格指標で、体重を身長の2乗で割る、または体重÷身長÷身長という計算法である。

BMIで22前後が標準、24以上は太りぎみ、26.5以上は肥満で、BMI25以上の人には、正常者の2倍の肥満由来の疾患罹患率が認められる。

⑦朝食を食べる

太陽を浴びて体内時計をリセット、健やかな1日は朝食から

最近朝食を抜く人が増え、昼食といっしょにしたブランチの人も多いようです。このような食事の習慣は、自分では感じない悪影響をからだに与えているので感心できません。

もし、夜7時に夕食が終わり、朝食を抜いて昼12時に昼食をとると、その間の17時間は断食状態です。この間に体内では何が起こるのでしょう？

食事により糖が補給されないため、生体のエネルギー源となる血糖が低下します。その不足を補う血中の糖分補給が足りないと、肝臓でたんぱく質からブドウ糖をつくる「糖新生」（Gluconeogenesis）という合目的的な化学反応が起きてエネルギーをつくります。

糖新生によりたんぱく質が浪費されることは、からだの組成を傷める結果になります。さらに、もしも空腹でジョギングをすれば、この傾向はますますひどくなります。また、何も食べない夜間は血液中のカルシウムが下がりますが、

朝食を抜けば糖新生のほかに血中カルシウムの減少も起こり、生体に別の悪影響を及ぼします。

「ボケ」の80％は**永年の低栄養や偏食からくる老化**が原因なので、三度の食事を規則正しく食べることことはとても大切です。

また、**ビタミンD濃度が非常に低いと、アルツハイマー病や認知症のリスクが高くなる**ことが最近の研究でわかりましたが、適切な栄養摂取は大切です。

人間は朝食を抜けば、心身のバイオリズムが崩れます。朝食を摂ることは、朝の太陽を浴びて体内リズムをリセットすることと同様に大切なことで、健やかで美しい1日の人生を育む源となります。

最近、長寿遺伝子の活性化にカロリー制限が密接に関係することが明らかになり、食事の回数を減らす人が増えています。カロリーオーバーになる過食はいけませんが、栄養不良を起こすような不適当で過度な食事制限はさらに問題です。食事回数は減らさず、とくに朝食の削減は避けたいものです。

⑧口腔衛生に注意する

ハミガキは「歯美我喜」、65歳で自分の歯を20本以上確保する

本来32本（親知らず４本、永久歯28本）ある歯がむし歯や歯周病で抜けて残り20本未満になると、噛み合わせが悪くなり、うまく咀嚼できなくなり、８本以下になると、入れ歯やインプラントの世話にならないと食事に不自由します。そのためには自分の歯は１本でも減らないように、若いうちから予防したいものです。

１９８１年、ＷＨＯは口腔保健目標として、**65歳以上の50%が20本以上自分の歯をもつこと**を提案しました。健康な上歯が20本以上の人に比べ20本未満の人は、認知症の発生リスクが１・９倍になることが判明しています。

アメリカは２０１０年にその目標を達成し、スウェーデンはそれよりも早く達成しています。日本は遅れていて、２０３０年頃には達成可能だろうとされています。

「知的素食」を実行するにも、まず健康な、しっかり噛める歯のあることが必

要条件です。いくらからだに良いものを食べようとしても噛めなければ美味しく食べられません。

私が子どもの頃は、むし歯になってから歯科医を訪ねるのが普通でしたが、いまは「歯の健康」に対する観念も大きく変わりました。しかし、からだの健康に関心があっても、日本人の歯に対する衛生的、美的感覚は欧米諸国に比べまだ遅れています。

テレビに出演している日本を代表する政治家や社会的に指導的立場にある人々、コメンテーター、タレント、スポーツ選手にも、歯並びの悪い、汚い歯の人を時々見かけます。八重歯を可愛いといったり、歯に対して無神経過ぎるのは、先進国民としては恥ずかしい思いです。

欧米では、幼少のときから口腔衛生を心がけ、大人になって仕事を始めたときの初任給は歯の矯正に使い、社会人のステータスとして恥ずかしくない綺麗な歯並びをもつことは常識になっています。また北欧諸国は以前から口腔衛生に熱心ですが、とくにスウェーデン国民は２０１０年の調査では、むし歯ゼロが５人に１人なのに比べ、日本では未だ25人に１人という悲しい現実があります。

歯周病（一般名、歯周炎、歯槽膿漏） *Periodontitis, Gum Disease*

歯と歯茎の境目にある歯間ポケットに存在する歯周病菌の感染により発生する感染症。初めは歯肉炎としてスタートし、進行すると歯周炎を起こし、歯槽骨（歯を支える顎の骨）が溶けて吸収され、歯肉は赤く腫れ、口臭がひどく、膿や血が出るようになり、歯がグラグラになってついには脱落する。むし歯のない人にも歯周病は発生する。

口腔衛生の第1は、**食後のブラッシングで、目的は食物残渣《ざんさ》を取り、それを餌にする細菌が繁殖するのを防ぐ**ためです。できれば毎食後20分以内に、とくに寝る前には必ず歯を磨きましょう。歯磨きは、ブラッシングによる機械的な清掃が主で、歯を白くするとか、歯垢《しこう》がとれるなどと宣伝している歯磨きペーストの効果はあくまで従です。なお歯磨きは、鏡を見ながらブラシの当たる所を確認しながら行うとより効果的でしょう。歯間ブラシ、デンタル・フロスを併用すればさらに有効です。

夜間、睡眠中には唾液の分泌が減り、その自浄作用や抗菌性の減少により、ミュータンス菌がむし歯（齲歯《うし》）を、各種の歯周病嫌気性菌が**歯周病**[*]を発生させます。また、歯間に溜まる歯垢にも1mg当たり1億個以上の細菌が棲み、歯周病の原因となります。日本人の歯肉炎、歯周病の罹患率は大変高く、20歳代の70％に歯肉炎がみられ、60代の85％は、程度の差はあれ歯周病に罹患しています。以前は原因が漠然としていた**齲歯**[*]と歯周病ですが、現在では**細菌の感染・増殖による感染症**であることが判明しています。

齲歯（一般名、むし歯） *Decay, Dental Caries*

連鎖状球菌の一種のミュータンス菌が原因の感染症。ミュータンス菌は、食事中の糖質でとくに甘いものや、果物が歯間に残った食物残渣を材料にして増殖し、歯垢（デンタルプラーク）を形成する。プラーク中の細菌がつくりだす酸の作用で、歯の表面のpHが低下し酸性となると、歯からカルシウムの結晶が溶け出し（脱灰現象）エナメル質が溶けてむし歯が発生する。食後20分経つと食物残渣を餌にしてミュータンス菌が活動を始めるので、それまでにブラッシングをするのが有効である。

歯周病菌は、酸素嫌いな菌特有の強力な内毒素（毒素ＬＰＳ）を発生させ、内毒素は体内に侵入すると白血球に食われ、その際ＴＮＦ－αという悪玉サイトカイン（68頁）を放出します。これは肥満のときと同じで、この悪玉物質が四六時中放出されていると、インスリンの働きを妨げて糖尿病の温床となります。

従って、歯周病を合併した糖尿病患者の場合、歯周病を治療することにより**糖尿病の程度を示すヘモグロビン（HbA_1C）を改善する**ことができます。歯を大切にし「**歯美我喜《ハミガキ》**」を体感しましょう。

高齢者は嚥下力《えんげりょく》が低下しているので、歯周病があると口腔内で繁殖した細菌を睡眠中、間違って唾液と共に無意識に肺に吸い込み「誤嚥性肺炎《ごえんせいはいえん》」を起こしやすくなります。さらに、歯周病の原因となる細菌は歯肉の毛細血管内へ侵入し、心臓へ血行転移して、各種の心疾患の原因となることもわかっています。従って高齢者にとって口腔内の清掃や義歯の除菌などを的確に行うことは、心肺疾患の予防上でも大変重要です。

嚥下運動は口腔底の諸筋肉が協調運動をして、口腔内の飲食物をスムーズに食道に送り込むことです。高齢者は生理的な口腔底筋肉の機能低下により嚥下力が低下し、スムーズな嚥下ができなくなり、嚥下そのものに支障を来すこともあります。以前、私の知り合いで１００歳を超えても元気で雄弁、ゴルフもされる方がおられました。この方は食事中に〝私の口の中に食物が入っているときは話しかけないでください〟と、嚥下障害の予防を心がけておられ、また一口で箸を置いて、30回噛むことを励行されていました。

　中年以前の方でも、たとえば顔面に大ケガをして嚥下不可能な状態が起こり、放置すると、2週間後に嚥下を再開しても、なかなか飲み込みにくい状態になります。足腰の筋肉を鍛えると同時に、普段からよく噛む習慣を守り、口内の筋肉も鍛えておきましょう。

　また、いろいろな原因から嚥下困難になり、安易に胃瘻《いろう》を付けると、嚥下に使われる筋肉が「廃用性萎縮」を来し、嚥下困難が約2週間で発症しますから、胃瘻の造設は極めて慎重に行われるべきです。

第2章

老化の敵は活性酸素とストレス

——老化防止養生訓——

生活習慣病の9割にかかわっている活性酸素

最近、テレビや新聞・雑誌などで「**活性酸素**」（Reactive Oxygen Species、ＲＯＳ）という活字や言葉を目にしたり、耳にしたりする機会が増えました。実際、いまではこの活性酸素に触れずに健康は語れない、といっても過言ではないでしょう。

活性酸素というと一見「元気な良い酸素」のような印象を受けますが、実は「酸化力」の特別に強い酸素のことで、本質は猛毒です。従って、なるべく体内で発生させないように気をつける必要があります。

もともと私たちは、酸素なしで生きていくことはできません。しかし、その酸素が一面では、健康を阻害する猛毒になることが最近になってクローズアップされ、**生活習慣病の9割は活性酸素が深くかかわっている**といわれています。

昔から医療の現場では「高圧酸素療法」と呼ばれる治療が行われてきました

が、この治療法が過度になると、放射能障害と酷似した状態になることが経験的に知られています。また、未熟児を保育器に入れて高圧酸素を長く与えると、しばしば〝未熟児網膜症〟が発生し、乳児が盲目になることも知られていました。しかし、当時は、まだ酸素に対する知識が不足していて、どちらの酸素障害もその理由は長い間わかりませんでした。

　昔から活性酸素はその正体はわからないまま、実生活で日常的に利用されてきました。たとえば、過酸化水素の水溶液は「オキシフル」と呼ばれ、古くから外傷時の創内殺菌剤として知られています。このタイプの活性酸素は、細菌に出会うと反応し、泡を出して細菌を殺し、傷の外へ細菌を追い出します。

　また、湿った布団を日光に当てると日光消毒ができ、ふかふかに乾きます。これは、太陽光線の中の紫外線が、布団の湿気の水分（H_2O）を分解して、ＨとＯＨに分けて活性酸素（・ＯＨ）を発生させ、結果として活性酸素が布団についているダニやカビ、細菌を殺して、布団を消毒乾燥しているのです。

　毎日、私たちは、１気圧の空気を吸って生きています。空気中の酸素は20・９％ですが、もし酸素50％の状態でネズミを育てると、平均３年半の寿命が２

分の１になります。酸素１００％の場合、ネズミは１日で異常を来します。人間では、意識不明の人に、人工呼吸器から１００％の酸素を長期間与え続けると脳は破壊されます。

最近になり高濃度酸素は、放射線被曝と同じ有害物質を生体内に発生することがわかりましたが、これが活性酸素です。

◎**活性酸素の発生するとき**（各項目が重複すると生体への影響は著しく増大します）

① 激しいスポーツで大量に酸素を消費したとき。
② 放射線や太陽の紫外線を浴びたとき。
③ 電磁波に曝《さら》されたとき。
④ 自動車の排気ガスや工場の排煙を吸ったとき。
⑤ タバコを吸ったとき。
⑥ 酒を飲んだとき。
⑦ 体内に病原菌が侵入して、過度の炎症を起こしたとき。
⑧ 血液の流れが一時途絶え（虚血）、ふたたび元どおりに流れる（再還流）

ミトコンドリア *Mitochondria*

好気性細菌を起源として発生し、人体の各細胞（0.01mm）の中に200 ～ 3000個存在する、0.001mmのサイズの微小器官で、その内膜は食物から取り入れた酸素Oを反応させて、放熱反応により生命維持の原動力となる人体のエネルギーをつくる。その際ミトコンドリアが発生する活性酸素はミトコンドリア自身も傷害して、さらに多くの活性酸素を産生し、傷害を増幅するという悪循環を繰り返す。

とき。

ところで、人間のからだは酸素からエネルギーを産生する工場ですが、呼吸で摂り入れる酸素の90%以上は**ミトコンドリア***のエネルギー産生で使われ、そのうちの2%は、産業廃棄物の「活性酸素」に変化し、人間を苦しめています。一方、つくられたエネルギーはそのままでは持続力がなく、すぐに浪費されて消えてしまうので、回路に接して存在するエネルギーを貯蔵する生体電池の役割をする**ATP***に蓄えられます。ATPは、電気にたとえれば「バッテリー」の役目で、自動車にたとえればミトコンドリアが「エンジン」で、ATPの生産量が「馬力」になります。エネルギー貯蔵物質としてすべての物質代謝にかかわるので「生物のエネルギー通貨」ともいわれます。

三十数億年前の太古の昔、生物の祖先がまだ単細胞であった頃、地球上の原始の海にはある種の微小なバクテリアが浮遊していました。これらは次第に数を増し、すべての海域に生息するバクテリアの3分の1に及ぶ膨大な数にまで繁殖しました。

ATP（アデノシン三燐酸） *Adenosine Triphosphate*

ATPはDNAの構成成分のアデノシンに燐酸が3個結合した分子化学物質。この結合により、ATPは常に充電状態のためエネルギー的に不安定で三燐酸が燐酸を1個放す（脱燐酸化）ときにエネルギーが放出され、細胞内で起こるさまざまな化学反応の原動力となり、人体を動かす源となる。

名称はＳＡＲ11と呼ばれる核膜をもたないバクテリアで、海中に溶けている炭素（Ｃ）や窒素（Ｎ）を餌とし、現在ではＳＡＲ11が地球上で最も古く、数の多いバクテリアとされ、ミトコンドリアの祖先であると研究発表されています。

　現在、海面に生息している主なバクテリアは３種類で、その１つがＳＡＲ11です。すべての生物は細胞で構成されています。人間の場合は37兆個の細胞から成り立ち、臓器により違いがありますが、すべての細胞の中に、数百から３０００個程のミトコンドリアが存在していて、その数の最も多い器官は脳細胞、心臓の筋肉細胞、肝細胞です。

　仮に、人間の場合１つの細胞の中に平均２０００個あるとすると２０００×37兆という天文学的な数字となり、絶えずエネルギーを産出し続けて我々の生命を保っています。

　ミトコンドリアは、本来ならば現在でも海に棲んでいる筈ですが、大昔のあるとき、近くを浮遊していた我々の祖先細胞に偶然呑み込まれてしまい、この祖先細胞はミトコンドリアの力を借りて、その後の30億年で想像外の進化を遂げることになります。

ミトコンドリアは、人間を始めすべての生物の細胞の中に棲みついてから、一度も細胞の外に出ることはなく、30億年の間、その宿主のためにのみ働きました。原始の時代、地球の大気の主成分が二酸化炭素（炭酸ガス）の時代には我々の祖先細胞は酸素なしで、ブドウ糖の解糖系システムにより細々とエネルギーを産生していましたが、産生能率は極めて不良でした。

そして大気の主成分が二酸化炭素から酸素に移行したとき、今まで酸素と縁のなかった原始生物にとって酸素は猛毒で、多くの生物が絶滅に瀕《ひん》しました。

このとき、祖先細胞の中に共生する、酸素呼吸をしていたミトコンドリアは、酸素をフル利用した呼吸システムを用い解糖系システムの20倍近い効率でエネルギー（ＡＴＰ）を産生し、このため生物は酸素に覆われた地球上で呼吸し、生存できるようになりました。ミトコンドリアのおかげで、従来と比べものにならない高い効率でエネルギー産生が可能になったことは、単細胞から多細胞生物へ、哺乳類へ人類へと進化する原動力となりました。もし、太古の昔、ミトコンドリアが生存していなかったら、あるいは祖先細胞の中にミトコンドリアを取り入れることができなかったら、今日、自前でエネルギーをつくっている人類は存在していないかも知れません。

空腹になると誰でもエネルギーが枯渇して元気がなくなりますが、そのとき何か食べれば元気を回復します。しかし、この現象は食べたものが胃腸で消化吸収され、そのまま直接エネルギーとして利用される訳ではなく、それにはミトコンドリアの助けが必要で、まず全身の細胞内に存在する無数のミトコンドリアが活動して、酸素と食物を材料にして、呼吸システムを用いてからだの中で使えるエネルギーの元であるＡＴＰという分子を合成するためです。その合成方法は、食物に含まれる水の水素（Ｈ）と呼吸で肺から吸った酸素（Ｏ）を反応させて新しいエネルギーをつくり出すことです。

しかし、ミトコンドリアが、如何《いか》にしてＡＤＰ（アデノシン二燐酸）に燐酸をもう１つ足してＡＴＰ（アデノシン三燐酸）を合成するのかは長年の謎でした。これに対して、米国の生化学者ボイヤーは、１９６９年に仮説「回転説」を提起したが、そのときには奇想天外のこの説は誰も信じませんでした。しかし、後年に至りＡＴＰ合成酵素の研究を行っていた京都産業大学吉田《よしだ》賢右《まさすけ》教授とそのグループは、ＡＴＰ合成酵素が実際に回転している状況の動画画像を収めることに成功し、ボイヤー博士の「回転説」の正当性を証明し、ボイヤー博士は「ＡＴＰ合成酵素回転説」を提唱した32年後の１９９７年にノーベル化学賞を受賞されました。

今日のように、人類の寿命が延びるほど各方面で活性酸素の害は深刻化していきます。

高齢者ではミトコンドリアのエネルギー産生効率が、若者に比べて40％ほどダウンするため脂肪が蓄積しやすく、メタボリック・シンドロームと深い関係にあります。健康長寿をめざすなら、エネルギーの元になるミトコンドリアの元気を保つように日々努力する必要があり、ミトコンドリアの量を増やすカギとされているものに、ＡＴＭが十分あるかどうかを見張る役目をしているＡＴＭキナーゼという酵素があります。ＡＴＭキナーゼを活性化するには、運動により強制的にＡＴＭのエネルギー不足の状況をつくることが必要で、このために適度な毎日の運動は必須です。

生物は酸素がなくては生きられませんが、同時に酸素の毒にいつも曝《さら》されています。この矛盾を解決するため、進化の過程で私たちのからだの中にはいろいろな防御機能が備わっています。

呼吸によって発生する活性酸素は、生体のもつ防衛機能によって処理されますが、処理能力を超えた大量の活性酸素がからだのあちこちに発生すると**人体の各組織、ＤＮＡ**に障害を与えます。

活性酸素によって「サビ止め」機能が衰えることが老化

活性酸素の歴史は新しく、１９５０年にアメリカの生化学者フリードリッヒが研究に着手、１９６９年、弟子のマッコードが活性酸素除去剤の抗酸化酵素（ＳＯＤ）を発見しました。日本では１９８６年に臨床研究会がはじめて開催され、その後、活性酸素の研究は飛躍的に発展しました。

正常な酸素分子は２つの酸素原子からできていて、各原子は原子核とその周囲の五重の軌道をまわる電子からなっています。普通は１つの軌道に２つの電子がペアになって回転し、２つが対をなしているときは物理的に安定していて、電子が１つのときは不安定になるという性質があります（次頁図Ｂ）。

図B　活性酸素の種類

1. スーパーオキサイド（O_2）（ラジカル）

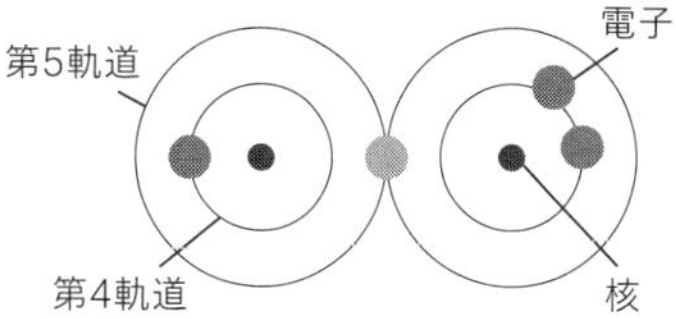

- 最も一般的な活性酸素
- 酸素エネルギー源をつくる際に、電子を1個放出、電子的に歪んだもの。
- 片方の酸素原子の第4軌道にのみ電子1個を取り込む。
- 食物を食べれば常に発生する（24時間）
- 性格は凶暴、細胞にサビをまき散らす。

2. 過酸化水素（H_2O_2）

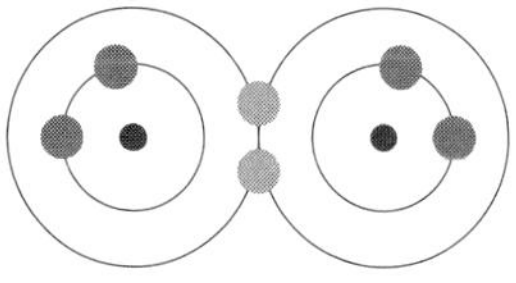

- からだの中で頻繁につくられる。
- 両方の第4軌道に1個ずつ電子が入ったもの。
- 対になっており、ラジカルではない。
- わずかなきっかけで、不対電子が登場するという、不安定な性質のため、活性酸素の仲間にされている。
- Oxyful　過酸化水素+水=H_2O_2
  H_2O（水）で安定しているところに余計なOがつく。その0と細菌が持っている0とが反応して、泡を出し殺菌する。

3. 一重項酸素（$^1O_2$）

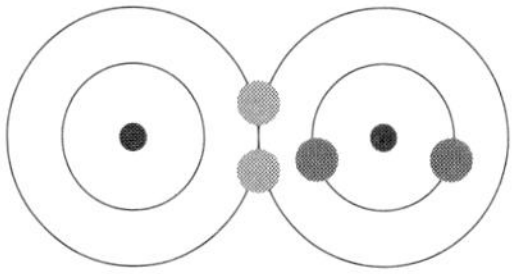

- 大気中の酸素（三重項酸素）が細胞中のFe（2価）、Cu（1価）イオンと結合して一重項酸素となる。
- 第4軌道の1つが空になる。ラジカルではない。
- 紫外線などにより、肌や体内に発生するのが特徴。
- 皮膚ガンはもとより、種々のガンの原因となる。

4. ヒドロキシル（・OH）（ラジカル）

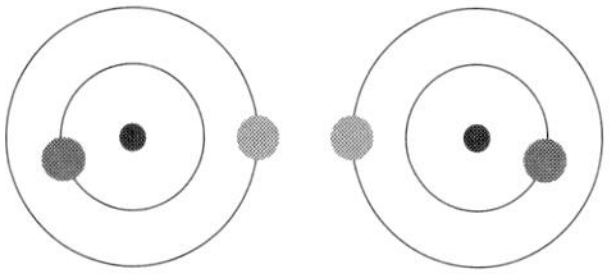

- 過酸化水素が金属イオンと反応した際に発生する。
- 酸素原子が分離。それぞれの第5軌道に電子1個が飛び込んだ活性酸素。
- 最も酸化力が強い→ガン、成人病、老化。
- 存在時間　1/100万秒と短い。

＊図は、第1、第2、第3軌道を省略しています。
＊電子のやりとりが、原子や分子を結びつけたり、引き離したり、時にはまったく違ったものに変えてしまいます。

軌道に電子が１つしかないものを「**不対電子**」と呼び、この不対電子をもつ原子または分子を**フリーラジカル**（**遊離基**）といいます。ラジカルというのは、本来は「過激な」という意味ですが。化学用語では「不対電子をもった」という意味に使われています。

フリーラジカルは、対になろうとして活発化し、他の安定している原子または分子から電子を１つ奪うことで自分を安定させようとします。

一方、電子を１つ奪われた原子は、今度は自分がフリーラジカルになって不安定になるため他の原子から電子を１つ奪って安定することにつとめます。その結果、無限に連鎖反応が起こります。

別の見方をすると、よそから電子を奪うことが「**酸化**」です。**活性酸素の連鎖反応によって人体内では酸化がどんどん進み、至るところに「サビ」が生じてきます。**ピカピカに黒光りしていた鉄板が空気に曝されていると、いつのまにか空気中の酸素の電子が鉄の電子を奪い、つまり酸化して、鉄板がサビて赤茶け、ボロボロになるのと同様な現象が体内でも起こります。

酸素原子は、原子核を中心に5本の軌道があり3番目の軌道までは電子が２つずつ入っていますが、４、５番目の軌道にはいずれも電子が１つだけで、電子的に不安定です。この4、5番目の不安定な軌道に、他の原子から引き抜いた電子が入り込む型の違いによって、活性酸素は、図Bのように、

1．スーパーオキサイド（ラジカル）　**2．過酸化水素**
3．一重項酸素　**4．ヒドロキシル（ラジカル）**

の4つのタイプに分かれます。

ひと口に活性酸素といっても、この4種類があり、**活性酸素イコールフリーラジカル**ではなく、図Bの1、4はフリーラジカルですが、2、3はフリーラジカルではありません。

少し面倒な話でしたが、普段、活性酸素は、生体が細菌などの外敵から身を守るための有力な武器として使われ、活性酸素なくしては、生体は滅びます。

しかし、その一方、この強力な武器は内戦に参加して、人間の生体内で同士討ちをしてしまいます。このため周囲の組織や細胞膜や遺伝子にダメージを与え、いろいろな病気が発生する原因をつくります（次頁図C）。

つまり、**活性酸素は、健康づくりの役にも立つが、病気をつくる危険なもの**にもなりうる「両刃の剣」です。

図C　活性酸素の攻撃目標と除去物質の攻撃目標

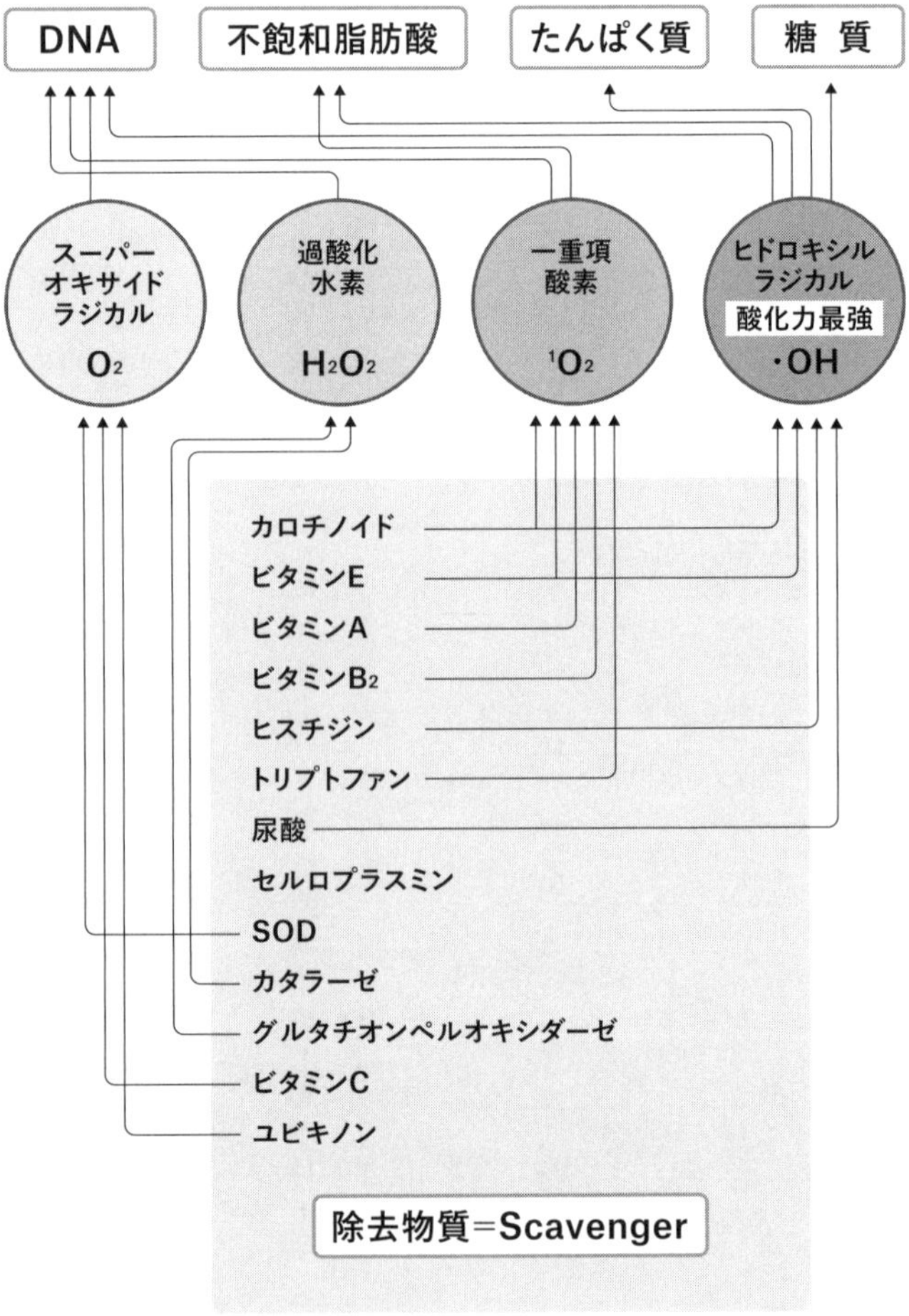

幸いなことに私たち人間のからだには、この活性酸素の害を防ぐ**「サビ止め」機能**が自然に備わっており、後述しますが、主な〝サビ止め剤〟には、たんぱく質、酵素（たんぱく質からつくられる）、各種ビタミン（E、A、β－カロテン、C）ミネラル（鉄分、Cu、Zn、Mn）などがあげられます。

しかし、**「サビ止め」機能は40代を過ぎるころから急激に衰え始め、老化の原因となり、中高年になるといわゆる生活習慣病が増加してきます。**

空気を吸って生きる人間は常に活性酸素の攻撃を受けており、酸化により、からだがサビてDNAが傷つくことを防げません。からだを形成する細胞のサビは、細胞膜を形成する不飽和脂肪酸がフリーラジカル連鎖反応により、過酸化脂質に変性した結果です。**サビたからだは少しずつ機能を失っていき、これが「老化」の本態です。**

とくに、血管の細胞が老化すれば動脈硬化という人体にとって、最も深刻な障害が起きます。

老化を不自然に促進させ、自立を著しく損なう生活習慣や病気には適切な対応が必要で、とくに、ビタミンCとその抗酸化作用を十分に発揮するために必要なビタミンEとユビキノンCoQ_{10}の同時摂取は、極めて有効とされています。

動物の中では、医療、衛生環境を整えられる人間が最も長生きですが、その他の理由として、活性酸素に常時攻撃され寿命を縮められている人間は、活性酸素に対峙する必要上、他の動物とは違った特性を備えていることも一因です。

たとえば通常、その役目はスカベンジャー（49頁参照）が担当しますが、植物由来のスカベンジャーであるカロチノイドを、人間はフルに対活性酸素戦に利用できるのに、他の動物はカロチノイドをすべてビタミンAに変えてしまい、スカベンジャーとして使わないことです。ビタミンAもスカベンジャーの一種ですが、対抗する相手が限られていて微力です。

楽天的、楽観的に人生を楽しむ

現代人の毎日で「ストレス」という言葉を聞かない日はありません。誰もがみな安易に口にしていますが、プレッシャーくらいの言葉で代替できる場合も少なくないと思います。

リタイヤする年齢になると、仕事に対するストレスはなくなるものの、人付き合いや、接する時間の長くなる家庭内環境からのストレスが多かれ少なかれ問題となってきます。ストレスはあって当たり前で、普通は上手にストレスを避けて日々を送っていれば問題は起きません。

ストレスの感じ方は人それぞれで、同じ程度でも受ける側の心の状態によって大きく異なりますが、どうしても避けられないストレスと対峙するときの対応が、現代人にとっては大きなテーマで、最大の問題は**ストレスが原因で免疫力が弱くなる**ことです。そのため、副腎からコルチゾールが放出され急に胃潰瘍ができたり、ガンを発症したり、アレルギー疾患や躁うつ病に罹るケースも現代人には多くみられます。

ストレスという日常会話で使われる言葉は、もともとは機械工学用語で、工学系では20世紀初頭より使われていました。ある物体に加わる**外圧に対して内部に起きる歪み**（**弾性変形**）を意味しています。**ハンス・セリエ**[*]が生理学的に「ストレス学説」を提唱して以来、医学・生理学用語になり、さらに日常語へと転化、広く日常生活でも使われ、今日ではストレスという言葉がどの社会に

ハンス・セリエ *Hans Selye*（1907～1982）
オーストリア・ウィーン生まれの内分泌生理学者。1936年英国『ネイチャー』誌に「各種の有害要因によって引き起こされる症候群」を発表し「セリエのストレス学説」を提唱して以来、ストレスという言葉が日常語となる。

も氾濫しています。

生体では、平常は**ホメオスタシス***（生体恒常性）によって一定に保たれている体内バランスが、四六時中各種のストレッサーによって乱され、その「ストレス状態」から、回復するときに生体内に無意識に生じる反応が、医学的な「ストレス反応」です。

日常「どうも〝ストレス〟がひどくて」などという会話は、その原因となる「ストレッサー」を指して使われています。

ストレッサーは、①**物的ストレッサー**（寒暖、騒音など）②**化学的ストレッサー**（活性酸素、薬物など）③**生物学的ストレッサー**（炎症、感染症など）④**心理的ストレッサー**（怒り、不安など）の4種類に分類されます。

日常生活でストレスとして扱われているのは、おもに④心理的ストレッサーによるものと思われます。それぞれの刺激は、種類、性質に応じて生まれる特異的な反応と、刺激の種類とは無関係な非特異的な生体反応（ストレス反応）を引き起こします。

ホメオスタシス *Homeostasis*

生体内の急激な環境変化を最低限に抑えようとする働きで、体温、血圧、血糖値、ミネラルバランス、体液、栄養バランス、pH（酸性度）などを神経系、免疫系、内分泌系の働きで一定の枠内におさめる調整機能、あるいは一定に保たれた状態のこと。生命維持のために絶対に必要なしくみで、病気の多くは体内ホメオスタシスの異常に関係する。

図D　セリエの注目した現象

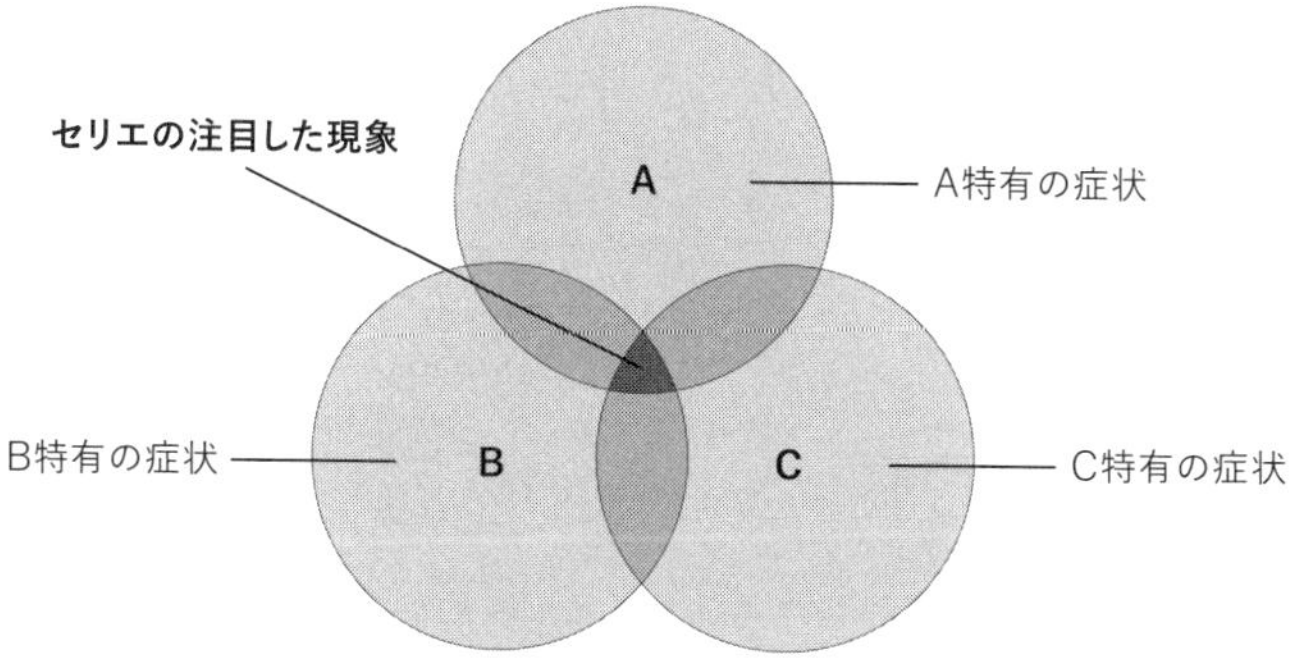

通常は外的刺激A、B、Cにより、それぞれの対象に特有な特異的な反応が起こり、その結果、特有な症状が発生する。しかし刺激の異なるA、B、Cの種類とは無関係に、非特異的な生体反応が起こることもあります。そのときには原因が異なるのに共通した症状が発生することがあり、セリエは若いときからこの現象に注目していました。

ストレスの原因に人間が加わらない場合は、あらかじめ予防したり避けることも可能ですが、④心理的ストレッサーについては、人が関係する場合が多く対応は複雑になります。

人間のからだの機能は、交感神経と副交感神経という、自分の意志でコントロールできない**「自律神経」により調整**されていて、健康な人の正常な状態では、交感神経と副交感神経のバランスがよくとれていて、平和な体内環境です。

からだにストレスが加わると交感神経が刺激され、生理的な防御反応として血圧を高くするホルモンが分泌されて血圧は上昇し、骨髄からは免疫の担い手の各種リンパ球が血液中に緊急動員され、刺激に対抗しようと働きます。しかし、ストレスが長く、非常事態がいつまでも続けばリンパ球は消耗して免疫力は低下し、動脈硬化が惹起《じゃっき》され、心臓血管系の病気に連なると考えられます。従って健康長寿のためには、交感神経よりも副交感神経を優位にすることが大切になります。

副交感神経を活発にするには、心が休まることを最優先します。それには、好きな音楽を聴く、親友と会い、語らい、大いに笑う、適度な運動をする、などなどです。

最近、大阪大学などの共同研究で、健康な日本人の中高年（40〜69歳）8万８１７５人を対象とした心理テストおよびその後12年間の経過を追跡する大規模な研究調査が行われました。その結果、はじめの心理テストで人生を楽しんでいない人は、人生を楽しんでいる人に比べ心臓血管系の病気全体のリスクが高く、とくに男性では人生を楽しんでいることは脳卒中、心筋梗塞になるリスク、さらにこれらの病気になっても死に至るリスクを減少できると結論されました。

人生を楽しんでいない人はストレスの多い生活をしているため、自律神経によるからだの調整で、常に交感神経が優位に働くために支障を来したと考えられます。

ちなみに論語にも「有朋自遠方来不亦樂乎」（友達が遠方より会いに来てくれた、なんと嬉しいことではないか）これに続いて「人不知而不慍不亦君子乎」（他人が自分の価値を認めてくれなくても心中に不平不満を抱かない、それが君子というものだ）という語句があります。不遇の自分には、友人の来訪が何よりも楽しいとは、期せずして、これは孔子が弟子に向かって述べた人間関係のストレス対処法と解釈することができます。

人間が社会生活を営む以上、直面せざるを得ないものが多々ありますが、ストレスは避けられないものの1つです。といってまともに受け止めてねじ伏せようとしても、それはストレス障害になるだけです。

難問に対面しても、平静な心と不動な態度を得るために、まず必要なことは

「周囲の人々に多くを期待しないこと」で、「その日の仕事を精いっぱいして満足感をもち、将来起こるかも知れないことには心を煩《わずら》わせず、〝明日には明日の風が吹く〟と割り切ること」です。

長寿者には、楽天的、楽観的で前向きに物事を捉え、自分は幸福だと思う共通の性格があります。人は人、自分は自分と割り切って、その日の仕事や義務を果たせる健康に感謝し、明日のことに心を煩わせず、充実した日々を送りたいものです。

第3章

カロリー制限で、長寿遺伝子がスイッチ・オン

――老化防止養生訓――

栄養素の補給はそのままにして カロリーを30%減らす

昔から「ひと口残す」とか「腹八分目」という言葉があり、何となく健康保持に有効と思われていました。いまでは、食事制限（カロリー制限）により老化が抑えられることは一般常識になりましたが、ここに至るまでには長い時間が必要でした。

１９３５年、アメリカで極めてユニークな研究発表がされました。コーネル大学の栄養学者のクラブ・マッケイと共同研究者は「**カロリー制限をすると、からだの発育が遅くなるので老化もそれにつれて遅くなるハズ**」という〝仮説〟をたてました。

そして、生後、離乳したばかりの実験用ネズミに普通の餌を与えたグループと、60%カロリー制限したグループに分けて長期間にわたって観察した結果、節食群の平均寿命が50%近く延びるのを発見しました。しかし、カロリー制限をしてネズミが長生きする事実があっても、それと同じように人間が長生きするとは限らず、カロリー制限で痩せ細ったネズミの寿命がなぜ延びるのか、そのメカニズムも不明でした。

天文学史上、最重要発見であるニコラス・コペルニクスの地動説（１４５４年）でさえ、発表されたときには誰にも理解されず笑いものにされましたが、マッケイ学説も、当時は世の人に信じられず相手にされませんでした。しかし、マッケイの実験は、**カロリー制限**（Calorie Restriction, CR）、あるいは**食事制限**（Dietary Restriction, DR）として今日知られているもので、**遺伝子操作を行わず、哺乳類の寿命を延長できる最も手軽で効果的な方法**として広く認められています。

カロリー制限によりからだの代謝が活発になると、細胞は活性化されて免疫力が増加し、その結果自然治癒力が強化されて感染症や疾病を防ぎ長寿に導くことになり、これが「**カロリー制限と長寿の関係**」である、と現在では考えられています。

ところで正しいカロリー制限とは、ビタミンや栄養素の補給はそのままにして、カロリーだけを30％前後少なくすることです。マッケイの発見は、老化の謎を解き明かす第1歩でしたが、その後は長い間、この問題の進展はみられませんでした。

　１９８０年代になると線虫、ハエ、マウスなどの動物実験から「**カロリー制限は寿命を延ばす**」という事実が生物学の幅広い分野で知られるようになり、さらにアメリカのウィスコンシン大学では、オーエンとカントという名前のオスのアカゲザル（霊長類）を使い20年間の長期実験を行いました。

　オーエンには食べたいだけ普通のエサを与え、カントには栄養素・ビタミンは普通のままにして、標準の70％にカロリー制限したエサを与えて飼育し、２匹の状態を比較研究しました。20年後、２匹の間には明らかに老化現象の違いがみられ、オーエンは外見的にも老化して弛《たる》み、動作も鈍くなったのに対して、カントは細身で若々しく顔つきも動作も機敏でした。

　同様なカロリー制限と寿命の関係は、昔から経験的に認められていました。日本でも、かつては平均寿命第1位の沖縄県には１００歳以上の人が多く、世界の長寿地域（フンザ、ビルカバンバ、コーカサス地方など）の１つとして有名でした。

沖縄料理といえば、よく煮込んで脂を溶かした豚肉料理が有名ですが、実際にはこのような肉料理は正月や祭りのときだけで、一般庶民の日常は「粗食」でした。また、沖縄は台風北上の通り道として、年に何回も被害を受け、安定した農業を営むのが難しく、太平洋戦争前から粗食にせざるを得なかったのが現実です。そして戦中、戦後の食糧難時代を粗食で生き抜いてきたことが、期せずして沖縄に多くの百寿者を生んだ最大の要因とされ、同様のことは、本土の増加している百寿者にも認められます。

その証拠に、終戦直後の沖縄の人々のカロリー摂取量は、本土の人々の80％程度でしたが、戦後にアメリカから入ってきた高脂肪食が定着すると、２０００年には１０６％に急増し、とくに男性の肥満が増えました。同年の調査で女性は平均寿命全国1位を保てたものの、男性は1位を長野県に奪われ4位から26位へと急落する結果となり、これが沖縄長寿神話の凋落《ちょうらく》の姿でした。

長寿遺伝子を目覚めさせる

「歳をとると次第に老化していく」この自然現象は、同じシャツでも長い間着れば、擦り切れるように、人体でも仕方のないものと考えられていました。20世紀最大の発見といわれるワトソンとクリックによるＤＮＡの二重螺旋《らせん》構造が解明された１９５０年代は、医学、生物学の研究者も挙《こぞ》って遺伝子の研究に着手した時代でした。そのために大変都合の良い実験用動物として注目されたのが**線虫***です。

線虫を使った実験から英国の生物学者シドニー・ブレナーが遺伝子と染色体の関係を解明、次いでジョン・Ｅ・サルストンは最初は球形だった受精卵が複雑に変化する発生過程で、一部の細胞が消失していく現象である**アポトーシス***を解明しました。

線虫　*Nematode, Roundworm*

線形動物門に属する動物の総称。人間に寄生する回虫、蟯虫（ぎょうちゅう）や魚から入るアニサキスもその一種。C. elegansと呼ばれている線虫の一種であるCaenorhabditis elegansは、平均寿命21日で、人間の最大寿命を120歳と仮定すると生物学的観察を2000倍のスピードでできるので、人間なら10年かかる結果が2日でみられる利点が大きい。

遺伝子は老化を促進する働きをするのか、老化を抑制する働きをするのか、議論が分かれ混沌としていたとき、１９８８年にアメリカ・コロラド大学トーマス・ジョンソンなどにより画期的な研究論文が発表されましたが、これも線虫による実験からです。

ジョンソンは、線虫のある遺伝子を傷つけると、線虫の平均寿命が２倍に延びることを見つけ、老化に因んでａｇｅ－１と命名しました。

次いで、カリフォルニア大学のシンシア・ケニヨンも、１９９３年にｄａｆ－２という遺伝子を傷つけると、線虫は２・１倍も長生きすることを発見しました。

一方で、マサチューセッツ工科大学生物学部教授レオナルド・ギャランテは、ちょうどヒトゲノム計画がスタートした１９９１年に長寿遺伝子を探し始めましたが、ヒトゲノム計画とＰＣＲマシーンの発明で、分子生物学は一気に活気づきました。

ターゲットの長寿遺伝子を探す実験動物として、ギャランテが選んだのは**酵**＊**母菌**です。理由は、酵母菌の寿命は１～２週間なので、線虫よりさらに短いサイクルでの生体観察が可能だからです。

アポトーシス

語源はギリシャ語の（apo離れて）＋（ptosis下降）に由来し、「枯葉が朽ち落ちる」を意味する。固体をより良い状態に保つために、多細胞生物のからだを構成する細胞に積極的に引き起こされる、管理・調整された一種の細胞の自殺行為である。多細胞生物の生体では、内部に異常を起こした細胞やガン化した細胞のほとんどはアポトーシスにより取り除かれ続けており、そのためガンを含む腫瘍の生体内の成長は未然に防がれている。

さらに人間の細胞は37兆個、遺伝子が2万3000個に対して、酵母菌の細胞は1個、遺伝子は5000個とシンプルで、また酵母菌はヒトの細胞との類似点が非常に多い点も研究に有利でした。

ギャランテは、酵母菌の長寿遺伝子を探しているうちに、酵母菌の寿命に**サーチュイン**（sirtuin）という遺伝子が関係することを見つけました。これは遺伝子の働きをサイレントにしておく役目の遺伝子群です。

DNAには遺伝子情報が書き込まれていますが、大切な情報保護のため普段はヒストンというたんぱく質がしっかりDNAに巻きついていて、その部分の遺伝子はサイレントな状態にあります。ヒストンの抱きつきが緩んだ部分にある遺伝子は解放されて活発な動きを始め、これで「**遺伝子のスイッチがONになる**」、つまり遺伝子が働きだすことになります。そしてこのヒストンの働きを左右しているのがサーチュイン遺伝子群です。

前述のdaf－2遺伝子は老化を促進する遺伝子で、それを**傷つけると長寿**になり、一方ギャランテのグループが見つけた**サーチュイン遺伝子は、抗老化遺伝子で、活発化させると長寿**になります。これが世界中が待っていた〝**長寿**

酵母（菌） *Yeast*

明治時代にビール製法が輸入されたときに、「yeast」の訳語として発酵の源を意味する字があてられたのが語源。発酵などに用いられ工業的に重要であり、微生物学の発展とともに、遺伝子工学の主要な研究対象となる。真菌類の総称、基本的には真核で単細胞、円形または楕円形の微生物で運動性はない。

遺伝子〟の発見でした。

この研究結果は酵母菌から始まり、ショウジョウバエでは30％、線虫では50％寿命が延び、ついに人間にも同じ働きをするサーチュインの存在が判明しました。種を超えて太古の昔から存在してきた生命の不変遺伝子というべきでしょう。

では、長寿遺伝子を目覚めさせるにはどうしたらよいでしょうか。前述のように、アカゲザルでも線虫でも、粗食ではないカロリーだけ制限した食事で飼育すると、寿命が明らかに延びることがわかりましたが、実体は長寿遺伝子サーチュインのスイッチがＯＮになることで、そのメカニズムは次のような仕組みです。

餌のブドウ糖量を制限してカロリーを75％に抑えると酵母菌は長生きになり、制限しない酵母菌は長生きしません。

その原動力となるサーチュインの働く「機構の違い」はどうして起こるのか、研究の結果、カロリー制限をしたもののほうが明らかにエネルギー代謝で重要な働きをする補酵素**ＮＡＤ**＊の量が多いことがわかりました。

NAD

Nicotinamide Adenine Dinucleotideの略。ナイアシン（ビタミンB_2）を原料として、肝臓でつくられ、貯蔵されている。エネルギー代謝で重要な働きをする補酵素である。

以上の経緯で、**カロリー制限→NAD増加→サーチュイン活性化→長生き**という図式ができあがりました。

要約すると、長寿遺伝子には反対の働きをする2種類があり、1つは**老化を促進する**働きの遺伝子、もう1つは**寿命を延ばす**働きの遺伝子です。

これらの老化、長寿に関係する遺伝子の発見を時系列順にみると、

◎1988年　トーマス・ジョンソン博士**老化促進遺伝子**（**age‐1**）：この遺伝子を傷つけた線虫の寿命は、正常の約2倍延びます。

◎1993年　シンシア・ケニヨン博士**老化促進遺伝子**（**daf‐2**）：線虫は幼虫期に突然変異を起こすと、「耐性幼虫」となり、通常の2〜3倍生き、その仕組みに関する遺伝子の1つを傷つけたら、寿命は2倍になります。

◎2000年　レオナルド・ギャランテ博士、**長寿遺伝子**（**sirtuin**）：世界初の長寿遺伝子で、酵母菌のある遺伝子を活性化すると長寿になり、その後他の生物でも発見されています。

マッケイの研究発表（1935年）から68年後の2003年、昭和女子大学の木村修一《きむらしゅういち》教授は実験動物を制限食で飼育した場合は「個体を構成する細胞はどうなるか?」について、小腸上皮細胞（小腸粘膜から栄養を吸収する細胞）について次のように結論されました。

1. 飽食させた動物では多くの細胞が分裂しているが、制限食の動物では分裂の数が少なく、分裂休止中のものが多く、分裂の余力が残っている。
2. 従って、制限食の動物では小腸細胞の寿命は明らかに延長する。
3. 制限食動物では、意外にも赤血球の寿命が短くなる。その代償としてサイズは小さく、数が増えて省エネタイプとなり、酸素運搬能力は高まる。
4. 制限食動物では寿命延長と同時にガンの発症時期、生活習慣病の発症時期も遅れる。
5. 免疫能力が増強され、日常、食生活を制限食にすることがガンから身を守る最良の手段の1つとなる。

この研究からも、カロリー制限は長寿とプラスの関係にあることがわかります。

今では食事制限が一般的になり、制限食を実行している方も少なくありません。しかし、ヒトによる極めて長期間の食事制限（カロリー制限）の実例は私の知る限りありませんでした。

唯一人、私の尊敬する慶応大学の先輩、増山吉成《ますやまよしなり》先生（１９２３年生まれ）は御自身が70年以上、１日２食のカロリー制限の生活を続けられ、この貴重な体験を基に94歳の長寿を全うされました。

私たちの食べた食物は、胃の中で消化酵素により分解され、十二指腸を通り長さ４ｍ程の小腸で吸収されます。吸収を司る小腸の粘膜面は無数の絨毛《じゅうもう》にビッシリ覆われ、絨毛の各先端には小腸上皮細胞（栄養吸収細胞）が配列されていて、そのすべてを合計すると１５００億個という膨大な数になり、小腸全体を細胞レベルで広げるとテニスコート１面分の広さになります。小腸上皮細胞の寿命は人間の細胞の中では短いほうで、24時間程度ではがれ落ちて新しい細胞と交替します。小腸を例にみると私たちは１日３回食べることで、毎日１５００億個の使い古した小腸上皮細胞を糞便として排泄し、同じ数の細胞を補給していることになります。

現代人は１日に３食が普通ですが増山先生に倣《なら》い、もし１日１食を抜けば１

年間で３６５食、70年では２万５５５０食を食べずに過ごすことになります。このことは小腸が消化、吸収、代謝、排泄などに要する膨大なエネルギーを節減することで、小腸粘膜細胞の負担はだいたい３分の１になり、細胞の分裂回数を減らして長寿遺伝子を活性化することに大きく貢献します。

逆に、連日連夜の暴飲暴食を続けている人では小腸細胞の極端な活動が続き、激しく働き続けたおおもとの幹細胞（母細胞）には大きな負担が掛かります。幹細胞の機能が破綻して細胞分裂を止めることになると、小腸上皮細胞は新しい細胞を交換できなくなり、小腸の吸収機能は衰退し、個体の生命の維持は難しくなります。過食で肥満体の多くの人々が長寿を全うできない原因の１つがここにあります。

さらに、外部から侵入する細菌やウイルスには、人体内の免疫機構が立ち向かい、排撃戦は常に行われています。

近年、粘膜免疫学が発展し、**腸は最大の免疫臓器**であることが明らかになりました。従って、腸粘膜の機能を正常に保っていれば、免疫機能が有効に働くことになるので、個体維持のために極めて有意義と考えられます。

健全な人生を送るには暴飲、暴食、満腹の習慣を改め、まず普通量の食事形態に戻り、そこから1食を抜くか、2食分を3回に分けて食べるようにすれば、５００億個の上皮細胞を労《いたわ》りながら使うことにより、大きなリターンを期待できるでしょう。

〝**腹も身のうち**〟とは、昔の人は上手《うま》いことを言ったものです。

人体は細胞分裂を繰り返しながら生存を続けています。細胞は遺伝子の設計図に従い、分裂後も同じコピーをつくり続けますが、稀に設計図の不備により不完全な複製が生まれることがあり、それが老化やガン、その他の病気の原因となります。

長寿遺伝子には、少々の不完全複製なら自分で修復できる自然な働きがあり、それにより老化を遅らせることができれば病気の予防に連なり、長寿遺伝子が活性化される人ほど長寿が得られることになります。

第4章

食事と酒を楽しみながら行なった私のダイエット

―ダイエット養生訓―

酒を楽しみながら、3カ月で13kgダイエット

50年前のある時期、忙しい仕事のウサ晴らしに、自由に飲んで食べていた私は、気がつくと中年太りの典型となり、靴の紐を結ぶのに自腹が支《つか》えて苦しくなりました。検査してみると肥満、高血圧、高脂血症、不整脈と、いつのまにか「成人病」になっていました。これではいけない、と一念発起して83kg（身長179㎝）BMI25・6からスタートのダイエットに取り組みました。

その結果、夏休みを挟んでの3カ月で13kgのダイエットに成功して健康を回復できました。それ以来、ずっと70kg以下の体重を維持して今年93歳になりましたが、もし、あのときの肥満状態でいたら、多分、今日の私はなかったと思います。

このような急激なダイエットができたのは、私が性急な性格であるのと、医師であり身近に栄養士という強い味方がいたからで、一般の方にはあまりおすすめできないダイエット法でした。

ダイエットには、2つの方法があります。

①酒をまったく飲まないで行なう。

②酒も飲みながら行なう。

酒を飲まない人は、アルコールのカロリー（1gにつき7kcal）が入らないのでダイエットはずっと楽です。酒を飲む人は、普段の食事＋酒から、酒をすべてとればそれだけでもダイエット成功になり、自然に減量できるハズです。

私の場合は「②酒も飲みながら」を選び、主食の米飯をはじめ、パン、麺類、その他の**糖質系食品**をできるだけ食べないで、含水炭素（糖質）を減らすことを中心に**徹底的な「減食」**を行ないました。その基本理論は以下の如くです。

①1日の総摂取カロリーを1400kcalにする。

②酒抜きの減量は意に反するので、毎日ビール大びん1本（240kcal）、ウィスキーダブル2杯を飲む。これで計520kcal、残りの880kcalを食物にする。

③人間のからだは水とたんぱく質からできているので、これらを減らすことはできない。そこで食事構成は、たんぱく質100g（400kcal）、脂肪56g

（約500kcal）、計900kcal。卵、魚、肉などたんぱく質の優劣を点数化した**プロティンスコア***の高いものの中から目先を変えて食べる。脱糖質の減食の息抜きに、たまにはシャリを小さくした鮨を食べる。

④水、お茶は十分に飲むが、ジュースなどソフトドリンクは一切飲まない（ソフトドリンク1本にはカロリーの多い砂糖が30g以上入っている）。

⑤コーヒー、紅茶には砂糖、ミルクを一切入れない。

⑥低カロリーの生野菜（とくにキャベツ、玉ねぎ、長ねぎ）、海藻は微量元素補給と空腹感欺《ぎ》瞞《まん》のため食前に大量に食べる。

⑦ビタミン類のサプリメントは十分に摂る。

⑧目的は脂肪を減らすこと。減食により筋肉が減ると「痩せ」よりも「衰え」になるので、適度な筋肉トレーニングを続ける。

以上の方法で3カ月間頑張りましたが、このメニューを守れば確実に体重は減ります。私は空腹に不思議な爽快感を覚え、体重計に乗るのが楽しみで、飽食に慣れたからだには新鮮な感覚でした。

ダイエットは、たんぱく質を減らさず含水炭素を減らすのが基本です。最近、

プロティンスコア

たんぱく質の優劣を点数化したものをプロティンスコア（たんぱく価）と呼び、「人体と同じアミノ酸比率」のたんぱく質構成をもった食品をプロティンスコア100とする、スコアの高い食品ほど「良質のたんぱく質」である。（164頁参照）

カロリー制限、週末のプチ断食、糖尿病治療の糖質制限ダイエットなどが見直されていますが、期せずして私の経験した糖質制限を主とした減量法は、この問題に先鞭をつけたものと思います。

3カ月のダイエット中に低血糖のため、2〜3回めまいが起きましたが、これも試練と思って我慢しました。いまにして思えば、カロリー制限により、sirtuin遺伝子を目覚めさせ、期せずして長寿遺伝子が活性化されていたと思います。

ダイエットに近道はありません。**時間をかけるというのがポイント**で先を急がず、5年後、10年後の健康な自分の姿を想像すればうまくいきます。理屈上は1カ月に1kgずつ減量すれば1年で12kg減るハズですが、そう計算通りにはいきません。実際には、体重1kg減に喜んで夕食に中華料理、すき焼きなど脂《あぶら》っこいものを腹いっぱい食べれば元の木阿弥で、せっかく減量で目覚めた長寿遺伝子をまた眠らせてしまいます。

人は理性よりも食欲が強いので、確実なダイエットのためには、減量についての**多少の科学的原理の理解とある程度の忍耐と努力、そして強い目的意識が**

必要です。

　ところで日本人は一般的に食に関する情報には過敏に反応し過ぎます。いままで、テレビなどのメディアで流された特定食品（たとえば納豆やバナナ、リンゴ、トマトなど）によるダイエット効果が過信され、科学的な根拠に欠ける健康情報が一次的に広まる現象＝**フードファディズム**（Food Faddism）が起きて店頭に消費者が殺到しますが、特定食品の単品ダイエットが長続きした例はなく、成功した話も聞きません。

　他力本願的な方法でのダイエットは不可能です。**ダイエットは自分の努力で、基礎代謝を基にして「地道」に行なうもの**です。また、雑誌などで誇大広告されるさまざまな他力本願的なダイエット法や、「みるみる痩せる」などの運動器具などには「人によって効果が異なります」と、必ず無効のときの用心に但し書きが付いていて、頼りになるものではありません。

　とくに「痩せ薬」と称するものは、時に生命を脅かす危険なものもあります。若い人の過度のダイエットは、歳をとってから骨粗鬆症を起こすのでとくに要注意です。

標準体重より5～10％多めにおさまるように

人間は、安静にしていても心臓の拍動と呼吸は止まらず、そのためにエネルギーが常時使われています。この生理現象を「基礎代謝」と呼びますが、**飲まず食わずで寝ていても成人では1日に約1200㎉が消費**されます。

基礎代謝は人体の体表面積に比例し、からだの大きい人ほど多くなります。基礎代謝を正確に測定するにはマスクをつけて自転車装置を漕ぎ、呼気の炭酸ガスを背中のバッグに集めて測定し、エネルギー効率を計算して行いますが、成人は大体１２００㎉前後とすれば大過ありません。

バセドー氏病（甲状腺機能亢進症）の人は著しく基礎代謝が多くなりますが、普通の人は食べる量を調節して、その人の基礎代謝以下にすればその差だけで体重は減っていきます。

ダイエット中の食事の内容構成は、前述の私の方法を参考にしていただき、酒を飲まない方はその分のカロリーを食事に回してください。運動も多少はダイエットに役立ちますが、思ったほどカロリー消費はありません。

食べなければ確実に痩せます。**食べるのを普通にして、運動だけで体重を減らすのはまず無理でしょう。**またダイエットというと栄養価のないものを食べればよいと考え、こんにゃくだけとか野菜だけにする方がいますが、これは危険で無謀な行為です。

ダイエットにおける体重は基本的に寝る前に測定して、１日の整理とします。寝る前の体重が前夜より減っていれば成功で、さらに睡眠中の基礎代謝でかなりの体重減少が朝までに起こります。

体重が減るといっても、①**脂肪が減る**（本当の意味の痩せること）②**脱水によって体重が減る**（見せかけの痩せ）の2つがあります。

頭のてっぺんから足の先まで、私たちのからだの37兆個の細胞のうち約２５０億個は脂肪細胞です。これらの細胞内に脂肪（液）が充満した状態が肥満で、極度の肥満者の脂肪細胞数は６００億個にもなります。

①の場合は、**脂肪細胞内の脂肪が減ることを意味します。これが本当のダイエットです。**これに対し、②の場合は運動や暑い時期に汗をかくことによる脱

水で、一時的に体重が減少したにすぎません。痩せたい一心でサウナに通ったり、利尿剤を使用したりしても、水分が減る分だけ体重が軽くなりますが本当のダイエットにはなりません。

もう1つ、健康的にダイエットする上で必要なのが、「標準体重」に対する考え方です。標準体重という名称のせいか、この体重にならないと太り過ぎと思い込んでいる人が少なくありません。しかし、ダイエットにより痩せ過ぎるのはどの年代でもからだに良くありません。

統計的にみると太っていても長寿の方はたくさんいて、むしろ標準体重より5～10％多いくらいの人が長寿の傾向にあります（72頁、体重表参照）。**合理的な栄養摂取法「知的素食」を心がけていると、体重は自然に標準体重か、それより5～10％多いくらいの範囲におさまる**ようになるでしょう。

体質の個人差により年齢とともに少しずつ太ったり、痩せたりするのは自然な成り行きで、無理に若いころの体重にこだわるのは考えものです。

玄米食ダイエットはミネラル不足を招く

自らのダイエット経験を通して上手に食べることの大切さを知って以来、私は折に触れ、「知的素食」の意義をたくさんの方々に説明してきました。みなさんの反応はさまざまですが「食べる楽しみを犠牲にしてまで長生きしたいとは思わない」といった意見をぶつけてくる人もかなり多くいます。

健康づくりのための食事というと、食べたいものを我慢しなければならないとか、まずいものを無理して食べるなどのイメージが強いために、こうした疑問が生まれるのでしょう。しかし、それはとんだ誤解です。たとえば、健康づくりのためか、レトロ嗜好なのか、玄米を食べようという人は多いのですが、**食べ方によっては健康の害になることもあり、私は積極的にはすすめません。**

玄米はヌカをまわりに付けたままなので、栄養が多く外皮に含まれるフィチン酸が重金属を始めとする発ガン物質を吸着して体外に排出するため、ガンを予防するといわれています。ただし、フィチン酸には頭も目もないので、発ガン物質だけを選んで捉えてくれるわけではありません。鉄、亜鉛、銅といった**人体に必要な必須ミネラルまで捉えて一緒に排出**してしまいます。要は**ミネラル不足を助長するという、栄養学的なデメリット**が問題です。

とくに問題なのは、食べている本人は好きでやっているのでいいとしても、たとえば妊婦の場合は生まれてくる赤ちゃんにさまざまな障害が出てくることです。母親が粗食で貧血、あるいは栄養失調状態であっては生まれてくる赤ちゃんは大変迷惑します。栄養状態の悪い発展途上国の幼児には、特別な**低*たんぱく栄養失調症**がみられます。

また、玄米にはフィチン酸の他にリンが多く含まれ、酸性度が相当高い食品です。従って、食のバランスを保つためには、アルカリ性の食品を一緒に摂る必要があります。昔の日本人はおかずに野菜、海藻類もたくさん食べていたのでよかったのですが、現在の欧米化した食習慣では肉類やその加工品、卵、乳製品などの酸性食品が主な副食となり玄米食を摂る意義が薄れています。

しかし、どうしても玄米食にしたい人は、肉食を控え野菜や海藻類を十分に副食とする必要があります。私自身は玄米食を決しておいしいと思っていません。お米も昔は玄米でしたが、いまは精製して白米として食べるのが普通です。

低たんぱく栄養失調症

途上国の3歳くらいまでの乳幼児にみられる高度な低栄養状態で、とくにたんぱく質不足が主因である。西アフリカ、ガーナの俗語で、kwashi=first、orkor=secondを意味し、母親が第2子を妊娠したときの第1子状態をさす。この時期多くの第1子が母乳哺育を止められトウモロコシ主体の食事で養育されるため、低たんぱく栄養状態に陥り、発育不良や免疫力低下のため感染症に冒されやすくなる。治療は良質のたんぱくを含む低脂肪食を徐々に増量して与える。

もし玄米が白米よりおいしかったら、また栄養学的に合理的で優れていれば、もっと多くの人がいまでも玄米を食べているハズです。

第２次大戦中、１９４２年以降は配給制度の米や醤油などの減配が厳しく施行されました。食糧不足がすすむと玄米は軍部に歓迎され、東條英機《とうじょうひでき》大将は玄米推奨派の１人でした。

これは前線で皇軍の将兵が玄米を食べるのではなく、食糧難の時代「銃後」の国民に食べさせると都合がよかったからです。

当時、軍部のバックアップで中国古来の道教に由来する陰陽説をふりかざし、玄米正食を説いた御用学者の桜沢如一《さくらざわゆきかず》という人が一時脚光を浴びましたが、戦後はＧＨＱに睨まれて公職追放となっています。誤った「玄米神話」を信じて低たんぱくの粗食を守った結果の悲劇は、いくらでも実例があります。

玄米食を忠実に実行していたヨーガの総帥・沖正弘《おきまさひろ》氏が１９８５年に60歳半ばで亡くなりましたが、氏はその数年前から低たんぱく食のため低栄養で衰弱し、杖なしでは歩けなかったそうです。また、玄米は白米に比べて砒素《ひそ》濃度が高いことも問題になります。忠実に玄米食や野菜食だけで長生きした人はいないようです。

欧米風の食事を飽食したために起こる栄養学的トラブルには玄米食がいい場合もありますが、常食化すれば、粗食としてのデメリットが出ることは当然です。

朝昼晩のカロリー配分は気にしないでいい

私のモットーは楽しく、元気に生きるということです。そこには勿論、食事と酒を楽しむという要素も入っています。最近よく健康のためには、朝昼はしっかり食べ、夕食は軽めがいいといわれますが、夜は寝るだけでエネルギーを使わないので太る、ということでしょう。しかし、たんぱく質の有効利用を考えると、その考え方には問題があります。

昔から「**寝る子は育つ**」といわれていますが、**人間の成長ホルモンは睡眠中**

に出るとは知らずに、先人は経験的にこの真理を直観して、この格言をつくったのでしょう。

成長ホルモンは、主として脳の奥にある直径5㎜くらいの小さい内分泌器官の脳下垂体から分泌され、子どもだけでなく大人でも出ます。

子どもの場合は、文字通りからだの成長のため使われますが、大人では傷《いた》んだ組織の修復に使われます。どちらの場合もその材料はたんぱく質で、夕食に十分なたんぱく質を摂らないと、子どもの成長も、大人の組織の修復もはかどらないことになります。

人間は昔から、夜、ご馳走を食べる習慣がありますが、栄養学的にも合理的な選択だったといえるでしょう。私自身は朝と昼のカロリーは控えめに、夕食はあまりカロリーを気にせず食べています。1日の総カロリーが適正ならば問題ありません。1日中忙しく働いたあと、私にとっては、晩酌をやりながらの夕食こそ、毎日の大きな楽しみであり、生きる喜びを実感できるひとときです。

摂取されたたんぱく質は、寝ている間に分泌される成長ホルモンの助けをかりて血となり肉となります。但し、食べてすぐ寝ると胃の粘膜に悪影響があるので、夕食後3～4時間以内に寝るのは避けてください。

「知的素食」においては、基本的に、食べてはいけないものや食べなければならないもの、あるいは食べ方のルールがあるわけではありません。私は日常の効果的な方法をアドバイスしますが、食べるものを選択するのはあなた自身です。

そして西洋の言い伝えの**“You are what you eat”**〈あなたの食べたものであなたはできています〉が、本当の意味での「知的素食」でしょう。

菜食主義に問題あり

食事中の会話で「これはヘルシー」とか「これはからだに良い」といった言葉がよく聞かれますが、何を意味するのでしょうか？　どうも一般には、肉や脂気の少ない、あっさりした植物系の料理を「からだに良い食べ物」としていて、どこか菜食礼讃のイメージがあります。

では、菜食主義は本当にからだに良いのでしょうか？　健康長寿につながるのでしょうか？

短期的には菜食礼賛の考えにも一理あると思いますが、以前、知り合った英国人貴族の男性が勘違いした健康志向から、肉や脂を「アンヘルシー」といって毛嫌いして一切、口にしませんでした。

彼は西洋人にしては食事が異様に淡白で、菜食、粗食のために大変痩せて老けていました。もっとたんぱく質や脂肪を摂るように薦めましたが、まったく耳を貸してくれませんでした。彼は、朝夕の水泳と運動には熱を入れていましたが、60歳で、昔の日本型脳卒中の脳出血で急逝しました。

今では日本でも、百寿者の多くが肉食を好むのはよく知られた事実です。

ひと口に**菜食主義***（Vegetarianism）といっても、いろいろの種類があり、インドの独立運動の国民指導者マハトマ・ガンジーはラクト・ベジタリアン（Lacto-vegetarian）でした。日本人の菜食主義者に、絶対菜食主義のビーガン（Vegan）は少ないようです。

人体を構成している成分の重要なものは水とたんぱく質とミネラルです。

人間は生体ですが、別の見方をすれば魂を持った物体であり、分子生命学で

菜食主義

19世紀中頃より宗教上の理由からインドで発足した肉類を排除した食品信仰で、動物性食品を一切排除して穀類と野菜のみ食べるVegan（Strict vegetarian）すなわち絶対菜食主義者（コレステロールの摂取0）から、果物は食べるFruitarian果物主義者（コレステロール0）、Ovo-vegetarian（卵は食べる、コレステロール有り）、Lacto-vegetarian（乳製品は食べる、コレステロール有り）、Lacto-ovo-pesco vegetarian（乳製品、卵、魚は食べる、コレステロールかなり有り）、Flexitarian（気が向けば週に1、2回、肉や魚を食べる）まで各種ある。

はたんぱく質を主体とする物質でつくられた生物です。そのため、**からだの大事な構成成分であるたんぱく質が不足すれば、長寿を全うするためのすべての条件が揺らぎます。**

たんぱく質とは、**必須アミノ酸***の供給源となる成分を多く含む動・植物性組織で、食物中のたんぱく質は小腸でひとまずアミノ酸に分解され、吸収されます。アミノ酸は約30種類ありますが、人体に必要なアミノ酸は20種類で、それが種々の組合わせにより人体を構成する各組織の10万種類におよぶたんぱく質を再合成します。

人体内では合成されないアミノ酸の9種類は、「必須アミノ酸（不可欠アミノ酸）」（次頁図E）と呼ばれ、食物として摂り入れないと欠乏症になります。そのうちの**リジン**は、植物性食品の穀類、野菜にはほとんど含まれず、**動物性食品の肉から摂取できます。**必須アミノ酸の中でも、とくにリジン補給には、動物性たんぱく質の摂取が不可欠となります。

人体内で各種アミノ酸がたんぱく質に再合成されて体内の各組織をつくり、その機能を発揮する際、必要なアミノ酸が1種類でも欠けると他のアミノ酸は

必須アミノ酸（不可欠アミノ酸）

たんぱく質は、分子レベルに分解されると多数のアミノ酸になる。人体構成に必要な20種類のアミノ酸のうち11種類（可欠アミノ酸）は体内で合成できる。他の9種類は合成できないために食品として摂り入れなければならず、自力ではつくれないが絶対に必要なため「必須アミノ酸」または「不可欠アミノ酸」と呼ばれる。

図E　からだを構成する20種類のアミノ酸

〈可欠アミノ酸〉 11種類	アラニン、アルギニン、グルタミン、アスパラギン酸、グルタミン酸、プロリン、システィン、チロシン、アスパラギン、グリシン、セリン
〈必須アミノ酸〉 〈または不可欠アミノ酸〉 9種類	リジン、ロイシン、イソロイシン、バリン、トレオニン、メチオニン、フェニルアラニン、トリプトファン、ヒスチジン

＊ 私たちのからだを構成している、10万種類にもおよぶたんぱく質は、わずか20種類のアミノ酸の組合わせでつくられています。

必須アミノ酸の1日必要量　（単位・g）

リジン	1.50	**ロイシン**	2.20	**イソロイシン**	1.40
バリン	1.60	**トレオニン**	1.00	**メチオニン**	2.20
フェニルアラニン	2.20	**トリプトファン**	0.50	**ヒスチジン**	1.60

たんぱく質に変換されないまま体外に排出されてしまい、細胞再生に必須な素材が足りなくなります。たとえば、トランプのゲームで1枚でもカードが足りないとゲームが成立しないのと同じです。

　これでは人体の若返りに不可欠な細胞分裂、新しい組織が生まれるための素材が欠落し、老化が促進されます。細胞再生の阻害が長く続けば、その生体はだんだん疲弊していきます。

　純粋の菜食主義者は、生体に不可欠なコレステロールを含む食品を一切食べないため、その人の肝臓には、何でも食べる人より、肝臓の主な仕事の1つであるコレステロール合成を余計にする負担がかかります。合成の際には肝臓内で発生する活性酸素がより多くなり、菜食主義者に多くみられる肝不全の原因となります。

老化とは成人後に始まるからだの構造と機能の劣化ですが、厳密な菜食主義者が長生きできない最大の原因は、たんぱく質とコレステロールの供給不足にあり、老化が促進されるためです。

心筋梗塞は避けられても、動脈壁の脆弱化により、脳出血の危険性は増し、血圧が高いと大変危険です。従って、厳格に菜食主義を守れば守るほど、たんぱく質不足のため長寿は望めなくなります。

東京都老人総合研究所・松崎《まつざき》俊久《としひさ》所長は老人学の専門家ですが、老人がとかく肉の脂を遠ざけて菜食に走り、あっさり志向になる傾向を追跡調査されました。

まず、食生活の内容によって、老人を4つのグループに分け、そして経過を長期間観察されました。

グループ①　納豆や豆腐を食べるが、肉、魚、乳製品は一切摂らない
グループ②　菜食中心だが、卵や乳製品は食べる
グループ③　肉や魚を週に1～2回食べる
グループ④　肉や魚を週に3～4回食べる

松崎先生の調査の結果は、①は70歳前後で次々と亡くなり、死因はほとんど脳卒中（脳出血と脳梗塞）または肺炎でした。早死の2位は②、3位は③、4位は④でした。

結論は、**①老人は、肉や魚を欠かしてはならない。②欠食、小食、粗食はダメ。③総コレステロール値が１８０以下になったら危険。④痩せていることは危険。**ということです。

最近食品の氾濫と豊かさへの反動で、玄米、有機野菜などを中心に、日本の伝統的な食事生活法の「マクロビオテック」（Macrobiotics）がメタボ恐怖症の女性層などを始め、粗食信仰者に広まっています。ダイエットに役立つというのが人気の理由の1つですが、貧しかった頃の日本人の食事にわざわざ戻るのが健康的とは思えません。「自然主義」といっても「有機農法」では、寄生虫の安全の問題は確認されているのかという疑惑も残り、何よりも、このよう

な食事を食べていた頃の日本人は短命でした。

以前『粗食のすすめ』という本がベストセラーになりましたが「本物の健康は正しい食事からつくられる」というのが副題で、すべての病気は食生活が原因の「食源病」と論じて、もっともらしい予防十カ条もかかげています。しかしその中に「肉食を減らして…」という件《くだり》があり、これをある老人ホームの給食担当者が誤解し、〝肉を食べることはいけない〟と解釈したので問題が起こりました。

第1に、肉を食べたい老人が嘆きました。年老いて、食べることのほかに愉《たの》しみもないのに、食べたいものを禁じられたのでは敵《かな》いません。なぜ禁肉食なのかの論拠は判然としませんが、**粗食による低コレステロールは心筋梗塞の予防にはなっても、イコール健康と位置づけるのは、日本型脳卒中（脳出血）と老人性肺炎が低コレステロール者に多いことと矛盾します。**

戦前、人生50年だった日本の平均寿命が世界一にまで延びたのは、現代医学の進歩と、同時にたんぱく質摂取量を増やした栄養状態の改善があったからです。

食事の内容を自由に選択できる現代では**肉、魚、野菜、１つだけに偏らないバランスの良い素食**を各人が実行するのが正しいと思います。

加工食品で破壊されている、抗酸化剤〝ファイトケミカル〟

人間の食物は、天然食品から加工食品へ急速に移動しています。アメリカでは、１９４０年代に加工食品に添加するビタミン剤が10億ドル産業となり、先進国では次第に加工食品が生鮮食品に代わって主要なカロリー源となりました。

１９５０、１９６０年代には加工食品への転換はさらに拡大し、ファストフード店が至るところにでき、１９７０年代には70億ドル産業に成長、２００５年の売上げはアメリカだけで１２００億ドルにのぼりました。

もともと加工食品には微量栄養素が欠けているため、その栄養失調を補うための戦略として食品の栄養強化はさらに進み、高カロリー食品が世にあふれると同時に、肥満者が激増しています。

栄養問題や菜食主義に関連して、最近では「**ファイトケミカル**」または、「フィトケミカル」という言葉をよく耳にします。「戦う化学物質」と思われますが、もとは「植物化学物質 Phytochemical」で、仮名で書くと「ファイト」は fight と同じなので混同されます。

このファイトはギリシャ語 phyton［植物］で、「Phytochemical」は、植物中に存在する天然の化学物質を示します。「通常は身体機能維持に必要でないが、健康に何らかの影響を与える植物由来の化合物」を意味する用語として使用されるので、「Phytonutrients」とも呼ばれています。

これは主要栄養素（脂肪、炭水化物、たんぱく質）や微量栄養素（ビタミン、ミネラル）とは異なり、通常の代謝には必要でなく、摂取しなくても「**欠乏症**」が起こることはありません。しかし、採れたての植物に含まれている「ファイトケミカル」の多くが、現代の食品加工の過程で破壊されるため、近代化し工業化が進んだ国の都会生活者にみられる免疫力の低下などの多くの病気では、人が加工食品に頼り過ぎ、ファイトケミカルが不足していることに起因する、と主張する学者もいます。

ファイトケミカルの多くは、緑黄色野菜や色とりどりの果物の色素や辛味成分で、からだの抗酸化剤として用いられます。たとえば、ルチンはトウモロコシの黄色、リコピンはトマトの赤、カロテンはにんじんのオレンジ色、アントシアニンはブルーベリーの青色の素です。

代表はブロッコリーで、ファイトケミカルの２００種類以上が含まれていて、その中での注目はスルフォラミンで肝臓の解毒作用を高め、発ガン抑制作用、殺菌作用等があります。

昔から人間は、衣食住を植物に依存し、利用してきたので、とくに植物のある成分は太古から薬として使用されていました。これが現在でいう「ファイトケミカル」だったのでしょう。医聖ヒポクラテス（ＢＣ４６０〜ＢＣ３７７年）は風邪薬としてヤナギの葉を処方していましたが、現代ではヤナギの樹皮から抗炎症作用をもつサリシンが分離され、「アスピリン」の開発へとつながりました。

ファイトケミカルが、人間の健康に良い作用を多くもっていることは歴史が証明しています。植物がそのような性質をもつに至った理由は、植物は大地に根付き太陽光を避けるすべもなく紫外線を浴び放題で、しかも昆虫や鳥類の来襲を避けることもできない状態であることです。こうした受身の状態の解決法として、植物は独自の防衛機構を体内につくり出し、対抗手段とすることで身を守っており、これが「Phytochemical」の語源ですが、その意味では「fightchemical」なのかも知れません。

必要なのは腹八分目ではなく、正しいカロリー制限

「腹八分目」という言葉がありますが、これは徳川幕府の御用学者・貝原益軒の造語といわれています。彼は現代でいえば「学識経験者」ですが、いまも昔もこういう人たちの発言が無責任であることは変わりません。「腹八分目」と現在提唱されている「カロリー制限」とは発想が異なります。

江戸時代は、まだ農業の生産性が低いため飢饉も多く、米は上級武士や商人といった富裕層のもので一般庶民は雑穀が主食でした。支配層の飽食のために

は、庶民の食生活を切り詰めるのが確実な方法で、そこに機を見つけて「腹八分目」が出てきました。

栄養条件の不良な庶民は脳の働きも抑えられ、一般的には愚民化せざるを得なかったのでしょう。**粗食を美徳とする「腹八分目」の教えは、特権階級の為政者にとって都合の良い日本だけの格言**でした。

また、**徳川幕府は動物の肉を食べることを禁じました。**生存に必要なたんぱく源を絶たれていた人々は、植物性たんぱく質に依存するほかなく、カロリーは足りても、慢性的な低たんぱく血症の状態に加えて、塩分過剰な粗食のため一般庶民は早く老い、短命に終わりました。

徳川幕府３００年の歴史で、初代家康から第14代家茂までの平均寿命は49歳でしたが、江戸時代の天皇家の平均も49歳で、それでも平民の約2倍でした。第15代慶喜だけは例外で、明治維新後の幕府最後の将軍は、ストレスから解放され、近代文明の恩恵に浴し、洋式の生活をして大正2年まで生き、一般庶民と比べ当時としては破格の75歳の長寿を全うしました。

それまでは、衣・食・住の生活水準が庶民とかけ離れて豊かで、医学的効果を期待できなかったとはいえ、侍医もついていた殿様でも人生50年という時代でした。

明治初頭、慶応義塾大学の塾祖・福沢諭吉先生は『肉食之説』で肉食をすすめましたが、明治、大正時代になっても、日本人の動物性たんぱく質の摂取量は、１人平均１日３ｇでした。敗戦後15年経った１９６０年でも平均17ｇです。一方、食塩は20ｇも摂っていました。

戦前の日本人の平均寿命がせいぜい人生50年だったのも、ひとえに動物性たんぱく質（肉、卵、魚）の摂取不足、食塩の過剰摂取に原因があったためです。その頃、肉や魚を豊富に食べていた北欧諸国では、すでに平均寿命は70歳になっていました。しかし、その後北欧諸国の平均寿命の大きな延びはなく現在に至りましたが、たんぱく質が十分になった日本は、日本食本来の良さと合わせて、世界一の長寿国に変身しました。

文献によると平均寿命は、縄文時代には約15歳、その後弥生時代、室町時代などを経て１万年経ってもほとんど変わりませんでした。（次頁図Ｆ）

江戸時代になって28歳、明治元年で35歳、大正元年で約40歳、そして昭和初期でやっと40歳に延びましたが、昔は、その歳まで生きたい願望を込めて、

図F　日本人の平均寿命

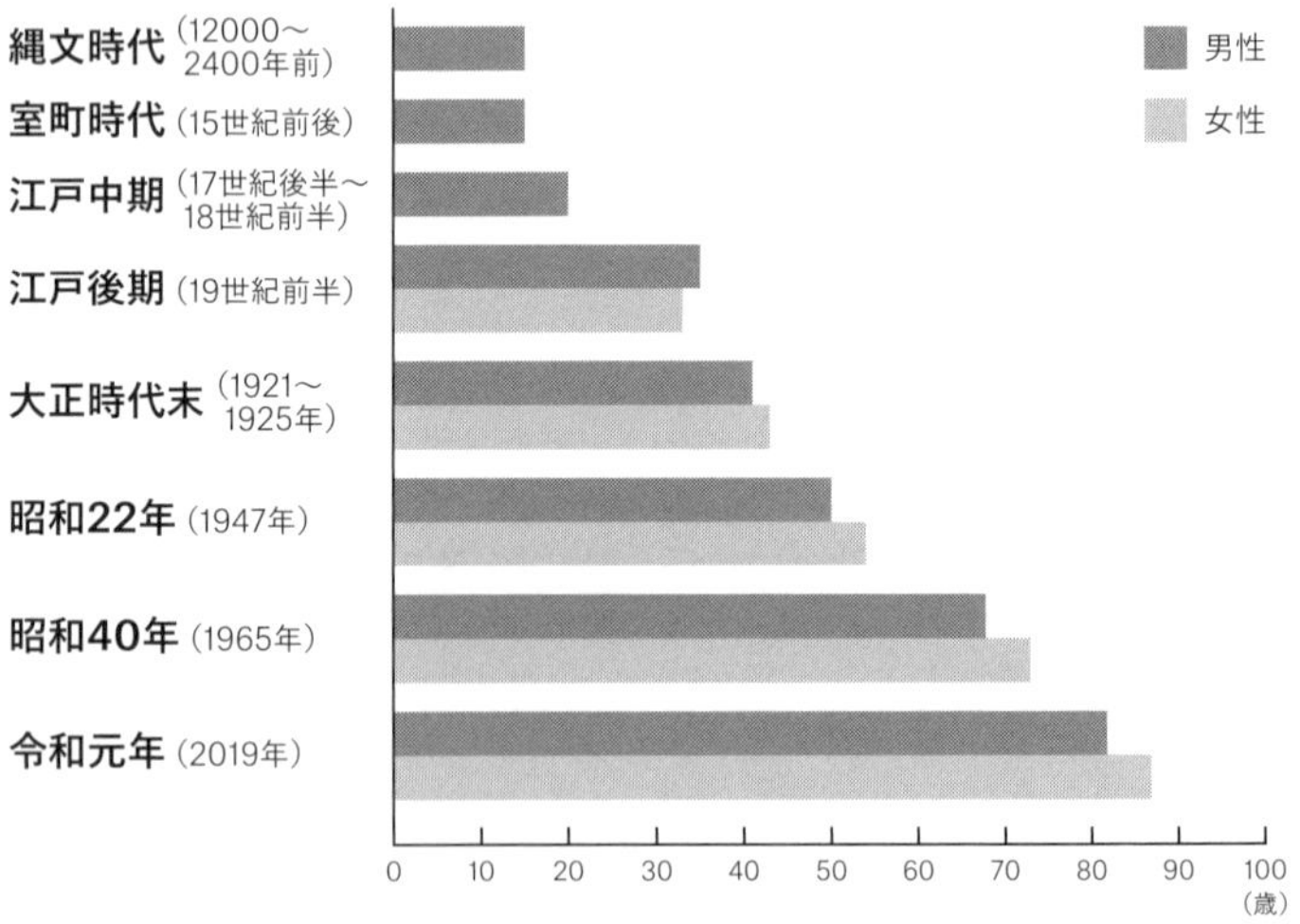

〝人生50年〟といわれ、また中国の詩文にある、〝70歳古来稀なり〟という言葉の如く、古希を迎えた人はごく稀にあらわれる人として大変おめでたい存在でした。

織田信長が桶狭間の戦いの前夜〝人間五十年、下天《げてん》の内を比ぶれば夢幻の如く也〟と幸若舞《こうわかまい》の一節を謡ったのは有名ですが、当時、50歳は万人の願望する年齢でした。

〝人生50年〟が日本人にとって現実のものになったのは太平洋戦争の終結した2年後の1947年（昭和22）で、男性50・06歳、女性53・96歳でした。江戸時代（1600年〜）の始めから昭和中期（〜1950年）までの350年で、平均寿命は28歳から50歳までやっと22歳延びました。

一方、1950年（昭和25）わずか**79人**だった百寿者は2019年（令和元）9月の統計では**7万1274人**と急増しており、さらに大幅に増加しています。2019年3月の厚生労働省発表によれば、百寿者の最高は女性の田中カ子（かね）さん117歳、男性では巴《ともえ》一作《いっさく》さんの110歳です。田中さんはギネスに認定されました。なぜわずか六十数年の間に、突如、7万人に迫る百寿者が誕生する異変が起きたのでしょうか？

この約7万人の方々は、大正時代から昭和初期の不景気で、食品をはじめ物資が潤沢になかった時代に成長期、青春期を過ごされた方々で、男性は太平洋戦争で戦死する不運を避けられた幸運な方たちです。当時は好むと好まざるとにかかわらず、誰もが飽食とは縁がなく、結果として「1億総食事制限（カロリー制限）時代」を過ごさざるを得ず、期せずして最近になって証明された**〝スイッチをON〟にして、長寿遺伝子を目覚めさせていた**のでしょう。

大正、昭和に時代は移っても低たんぱく粗食時代は続きます。大正時代の詩人、***宮沢賢治**《みやざわけんじ》が１９３１年11月、病気療養中に、病床で手帳に遺したこの詩は有名です。

雨ニモマケズ
風ニモマケズ
雪ニモ夏ノ暑サニモマケヌ
丈夫ナカラダヲモチ
欲ハナク
決シテ怒ラズ
イツモシズカニワラッテイル
一日ニ玄米四合ト
味噌ト少シノ野菜ヲタベ……

この詩にも当時の庶民の食生活が覗けますが、内容は質素なものです。ところが食事量としてはかなり多く、玄米４合はなかなか１日で食べられる量ではありません。味噌は味噌汁よりも、副食として食べたと思われます。野菜は恐

宮沢賢治（1896〜1933）

大正時代の詩人、童話作家、岩手県花巻市の富裕な商家に生まれた。1921年（大正10）花巻農学校教師の職につく。早くに法華教に帰依し。農業研究者、農村指導者として献身、多くの詩や童話を書き、詩「雨ニモマケズ」、童話「銀河鉄道の夜」「風の又三郎」などが有名。

らく漬物でしょう。この献立を栄養計算してみると、総エネルギー２１６９kcalで**カロリーは十分**ですが、総たんぱく質量97・２g、プロテインスコア１００に換算すると、**たんぱく質は29・８g**、味噌１・７g、野菜は微量です。激しい畑仕事を終えた後の空腹を満たすには十分な食事量でしょうが、いかにも貧しい、味噌に植物性たんぱく質を依存した粗食です。残念ながらこれではからだはもたず、病気に対する抵抗力、免疫力も不十分になります。当時、結核は低栄養に起因する国民病で、宮沢賢治も結核に罹り、37歳という短い一生を終えました。

　昔から、結核の治療には「大気・安静・栄養」が3本柱といわれてきましたが、結核研究の権威で『健康という幻想』の著者ルネ・デュボスは「戦後の日本の結核激減は、ストレプトマイシンでも予防接種でもない、栄養改善だ」と語っています。結局は、生活習慣の中での栄養状態が結核の予防、治療に最も重要です。

　しかし、残念ながらいまでも日本で結核に罹る人は、人口10万人当たり18・２人（２０１０年結核予防会）で、他の先進諸国の５人前後と比べると、まだ大変多い状況です。

理想の「食」スタイル〝ヒトフード〟4つの構成成分

最近、ペットの**犬や猫の寿命***が著しく延びています。これを人間の年齢に換算すると、百歳犬、百歳猫は珍しくありません。この現象の最大の理由は、昔の残飯による飼育と違い、犬や猫に必要なたんぱく質やビタミンを含んだ理想的なドッグフード、キャットフードが出現したことです。

以前、おもしろい話を耳にしました。犬と猫を飼っていたある家で、面倒なのでドッグフードだけ買ってきて犬と猫の両方に与えていたら、猫が失明したというのです。

なぜ猫だけが失明したかというと、当時のドッグフードには、猫が必要とするタウリン（猫にとっての不可欠アミノ酸）が含まれていなかったからです。犬は自分の体内でシスティン（アミノ酸の一種）からタウリン（犬にとって可欠アミノ酸）をつくれますが、猫は自力でタウリンをつくることができません。

犬や猫の寿命

年齢の計算法は種類によって一定ではないが、一般的に生後20日で人間の1歳、30日で2歳、1年半で“成人式”を迎え、その後は1年に4歳ずつ歳をとる。平均寿命は12年で人間の64歳位になる。与えられる栄養条件や飼育条件によって、さらに著しい寿命差が生じる。

つまり、猫にとっては、タウリンは食べものから摂取しなければならない、〝不可欠アミノ酸〟だったためです。

タウリンは、哺乳動物の視覚刺激に関係する重要な物質です。眼底の網膜の深部の色素細胞層に分布して、欠損すると視力に影響します。人間にとっては、タウリンは必須アミノ酸ではありませんが、人間の視力についても大変重要な物質です。以上のように、理想的なフードには「微妙なサジ加減」が必要になります。

犬や猫については、それぞれの完全な栄養素とビタミン配合を備えた「フード」ができていますが、では、私たち人間にとっての理想食はあるのでしょうか？　普通、私たちは自分の好みで好きなものを好きなだけ食べていますが、それでよいのでしょうか？

1997年春、96歳の長寿を全うされた、日本が世界に誇る物理学者・三石巌先生は、広汎な分子栄養学の知識から人間の理想完全食である「**ヒトフード**」を提唱されました。

「ヒトフード」は、分子栄養学からみて人間のからだの構成を存続させるため、

遺伝子が要求するアミノ酸（たんぱく質の原料）を質・量ともに満足させる理想的な「食」のスタイルです。

◎ヒトフードの構成成分

①プロテインスコア１００に換算し、体重の１／１０００ｇのたんぱく質を毎日確保します。

②効率よくたんぱく質をつくり、代謝の触媒となるビタミン、ミネラルを十分に含みます。

③活性酸素除去剤（スカベンジャー物質）を十分に含みます（96頁図C参照）。

④善玉腸内細菌のエサになるオリゴ糖（アスパラガス、蜂蜜など）を十分に含みます。

一人ひとりの遺伝子が異なり、たんぱく質造製に個人差があるならば、栄養物質の摂り方もそれに応じたものでなければならないハズですが、**「ヒトフード」は、その要求を満たすに足りる最大公約数的な食事**だと思います。

「知的素食」も、中国古来の「医食同源」も根本は同じです。私たちも百歳犬、百歳猫に負けずに、理想食の「ヒトフード」を食べて自分の健康を守りたいものです。

COLUMN

長寿に関係するアルブミン

人体は60%の液体と40%の固体で構成されていますが、固体の大部分が**たんぱく質**です。各自のたんぱく質の状態は、血液検査ですぐわかります。総たんぱく質の正常値は6.5～8.2g/dℓで、そのうち長寿と相関関係にある**アルブミン**は3.7～5.2g/dℓです。

この数字より低いときには、原因を調べる必要があります。加齢とともにアルブミンは減少傾向にありますが、80歳以降も4.0g/dℓ以上を保ちたいものです。自分のアルブミンのデータを知らない方は、担当の医師に訊ねてみるとよいと思います。

第5章

老化や病気を予防する食材の選び方

―知的素食養生訓―

高たんぱく、高繊維、低カロリーが基本

日本人の平均寿命は依然として、世界のトップ水準にありますが、この長寿国日本の現実をみると、寝たきり老人が増えているだけでなく、40～50代で生活習慣病になる人も増加しています。「病気は治療より予防」です。できるだけ早い時期に知的素食を始めることが、他人に迷惑をかけることなく人生をより豊かにするカギとなると思います。

合理的な栄養摂取法「知的素食」のポイントを表現するならば、**高たんぱく・高繊維・低カロリーの食事**を心がけることです。

人間のからだは、その60％が水で、残りの40％の固体のうち大部分がたんぱく質で、残りが微量のミネラルからできています。血液や筋肉をつくるのもたんぱく質で、からだのほとんどの組織は、たんぱく質が重要な構成物質です。たんぱく質にも動物性のものと植物性のものがあり、一般に歳をとると嗜好が

変わり、動物性たんぱく質の摂取量は減っていきます。

最近では健康に良いと考え、できるだけ動物性のたんぱく質を減らし、植物性のたんぱく質を摂るように心がける、ベジタリアン系の人も増えていると聞きますが、**肉や魚は〝美食〟の源であり、美食は健康の敵、菜食は味方、といった風潮**が高まっているからでしょう。

では、肉や魚を摂らないようにすれば健康に恵まれて長生きできるかといえば、実はそうではありません。

たとえば、昔の禅宗のお坊さんを考えてみてください。彼らは、肉や魚とは縁のない精進料理を食べて修行していました。酒も飲まず、タバコも吸わず、早寝、早起きの規則正しい生活を送っているにもかかわらず、たんぱく質不足の低栄養のため、多くの僧侶が30〜40代の若さで亡くなりました。

精進料理で動物性のたんぱく質が不足すると、生物学的に健康を維持することが難しくなります。植物性たんぱく質は動物性たんぱく質より、人間のからだの構成からは劣るといえます。寺内では精進料理の僧侶も、一歩、托鉢で外に出れば、動物性たんぱく質を自由に積極的に摂取する機会があるようです。

動物性と植物性のたんぱく質の違いに関しては、興味深いエピソードがあります。アメリカの南北戦争（１８６１〜１８６５）で、たんぱく質の差が勝敗を決めたという話です。南軍の兵士のほとんどは農家の出身で、装備も不十分な上に、食事はトウモロコシや蜂蜜がメインで、主として植物性のたんぱく質しか摂れない状態でした。

一方、北軍は近代兵器や活発なスパイ活動に加えて、肉、ソーセージ、卵などを大量に戦場に持ち込み、動物性たんぱく質を十分に摂っていました。戦争が長びけば長びくほど、こうした兵士の栄養状態の差が戦いに反映され、南軍は次第に戦いの気力を失い、気力と体力充実の北軍に屈しました。

いずれにせよ、**健康のためには植物性食品にかたよらず、十分に肉や魚、卵らのたんぱく質を摂ることが、元気な毎日を送る秘訣**になります。

カナダの高名な循環器内科医ウイリアム・オスラー（１８４９〜１９１９）の格言に「人は血管と共に老いる」があります。すべての内臓に酸素を運搬する動脈系は、人体の組織のうち最も大切なもので、動脈の老化が動脈硬化です。硬化した動脈壁は脆く、弱くなり、もし脳の血管が破れれば脳出血、詰まれば脳梗塞になり生命の危機が生じます。逆に、血管の老化を防げれば、からだの老化も防げます。

動脈壁は、たんぱく質の**コラーゲン***（硬く、丈夫な組織）とエラスチン（柔らかく弾力性のある組織）の二重構造で血流を保っていますが、もし、たんぱく質の補給が足りなければコラーゲンもエラスチンも十分につくられず動脈は脆弱《ぜいじゃく》なものになります。

人間のからだで最も大切な組織の血管をいつまでも若々しく保つには、毎日適当なたんぱく質の補給が不可欠です。それはボケの最大の原因である脳卒中（脳出血と脳梗塞）の予防にもつながります。また人間は30歳以降、脊柱および椎間板（軟骨）の加齢萎縮により**身長が毎年約0・6㎜縮みます**が、十分なたんぱく質の補給により身長の短縮はかなり予防できます。

コラーゲン *Collagen*

たんぱく質の一種で、膠原質ともいわれ人体の骨、軟骨、血管結合組織に存在する。全量は全たんぱく質の1/3を占め、煮るとゼラチンに姿を変える。たんぱく質には「球状」のものと「繊維状」のものがあり、卵は前者、コラーゲンは後者で、結合組織をコンクリートとすると、鉄骨の役割をしてその補強を行う。コラーゲン分子は、体の形を保つために**ビタミンCが不可欠**である。

「飽和脂肪酸」と「不飽和脂肪酸」

私の提唱・実践する「知的素食」の基本の1つは動物の肉、とくにその脂はあまり食べすぎないことです。ここでは、なぜ牛や豚の肉やその脂の過食が知的素食にふさわしくないかを、脂肪の面から考えてみましょう。

豚肉や牛肉の脂肪であるラードやヘットは常温では白く固まっているのに対して、魚の脂は液体状になっています。**常温で固体になる脂肪を「飽和脂肪酸」**といい、**液体の状態にある脂肪を「不飽和脂肪酸」**といいます。健康面で問題とされるのは、動物の肉に含まれる飽和脂肪酸です。

飽和脂肪酸は、コレステロールをたくさん含んでいるためにカロリーが多く動脈硬化を促進します。動物は、人間よりも体温が2・5度から3度高いことから、その中で溶けていた脂が人体に入るとサラサラとは溶けず、ベタベタの状態になって、毛細血管の血流を悪くします。

毛細血管の血流が悪くなると、からだの各組織に酸素などが十分に運ばれず新陳代謝が悪くなり、結果として〝**血管とともに老いる**〟ことになります。
肉をたくさん食べる西洋人の肌は、日本人に比べて粗く、深い皺のできるのが早く、容貌も日本人より老けて見える原因は、毛細血管の血流が悪く、皮膚が粗いからです。

外見上の問題はともかく、動脈硬化は高血圧、心臓病、腎臓病の引き金になります。飽和脂肪酸は栄養素をほとんど含んでいない点も考え合わせると、毎日大量に摂り続けることは百害あって一利なしといえます。

近年の海外各大学の長期追跡調査によれば、赤身肉の過食は消化の過程で有害な酸を生成して腎臓に負担をかけ、腎臓の機能不全から毒性を引き起こす、と報告しています。

一方、不飽和脂肪酸（オリーブオイル、ゴマ油、魚油）の方は、人体に入っても飽和脂肪酸のような悪い働きをしません。

以前、グリーンランドのイヌイットは野菜が採れないので、海豹《アザラシ》や魚の肉ばかり食べていたにもかかわらず、心臓病に罹る割合が低いのはなぜか、科学者たちが首をひねりました。

その後、イヌイットが食べていたのは生魚などの身や脂、つまり不飽和脂肪酸の中で、とくに**DHA**（ドコサヘキサエン酸）や**EPA**（エイコサペンタエン酸）と呼ばれるものであることがわかり、これを契機に、不飽和脂肪酸の価値が注目を集めるようになりました。

　脂肪との関係からみても、健康のためには、肉だけでなく魚も食べた方がよいことがわかります。

　最近、欧米各国に日本食が定着し、「すしバー」がたくさんあります。以前、魚を生で食べる日本人は「野蛮だ」といわれていたことを思うと、大変な変わりようです。

　アメリカ人というと毎日ステーキやハンバーガーを食べているイメージがありました。確かに最近までの日本に比べれば、かなりの肉食社会であるのは事実です。しかし、1977年、肉食過剰の害を怖れたアメリカ政府は**食と健康に関するMリポート**（**マクガバン上院議員主宰の栄養問題特別委員会作成**）を発表、以来、アメリカ政府も積極的に魚の摂取を呼びかけ、俄《にわ》かに魚が健康食品として注目されるようになった経緯があります。

　アメリカ人が魚の価値を認めるようになったのに対し、本来、魚食民族である日本人の〝魚離れ〟が進んでいるのは大変残念です。食べるとしても刺し身か切り身で、アジとイワシの区別もつかない若い層も増えているようです。しかし、健康のための食事には、やはり魚は欠かせません。

「知的素食」の考え方からいえば、**同じ魚なら、白身魚より青魚を！**　淡白な白身魚より、イワシ、サンマ、サバなどの青魚を選んだほうがよいでしょう。

魚肉の「血合《ちあい》」にはビタミンA・B群、D群、鉄分が豊富に含まれていますし、血液中のコレステロールを減らして血圧を安定させ、肝臓の機能を高めるタウリンも含まれています。

日本人は、昔から、調理法をいろいろと工夫して魚を上手に食事に摂り入れてきました。魚の栄養価をどれだけ生かせられるか、それは調理する方の工夫次第です。

なお、魚の不飽和脂肪酸も鮮度が落ちるにつれ活性酸素により酸化され、有害な過酸化脂質に変化していくので、魚は新鮮なものを選ぶのがなにより大切です。

〝プロティンスコア〟の高い良質なたんぱく質を摂る

「さあ今日は美味しいものを食べに行こう」というとき、ほとんどの人は肉や魚の料理をイメージしていると思います。

からだの構成成分で、最も大切な「たんぱく質」は英語で〝Protein〟ですが、語源はギリシャ語のプロティオス「第一義」で、昔から肉や魚のたんぱく質が人間にとって「一番大切なもの」「一番おいしいもの」と考えられていたことがわかります。

スポーツ選手や力士のインタビューでは、練習や試合のスタミナ源には肉が一番、といった答えが必ず返ってきます。そして、好んで出かけるのは焼肉やステーキの店です。こうした、いわば**〝肉信仰〟**は一般の人にも共通していて、同僚をさそって焼肉店にくりだす人も多いと思います。肉はたんぱく源として優良ですが、肉に含まれる脂肪酸（脂）は人間の活力のエネルギー産生の源となる大切なアデノシン三燐酸（ＡＴＰ87頁参照）の原料となります。

それでは人間はたんぱく質の何を、どれだけ食べればよいのでしょうか？以前、ＷＨＯは体重の１０００分の１・08という数字を出しています。しかし、これは良質のたんぱく質という限定はなしで、つまりプロティンスコア（次頁図Ｇ）を反映しないものでした。

知的素食においては、たんぱく質が重要な役割を果たしますが、ひと口にたんぱく質といっても、質の良いものと、そうでもないものがあります。たんぱく質の良し悪しは、それを構成する必須アミノ酸の量とバランスが人体のプロティン組成に近いかどうかで決まります。

たんぱく質の優劣を点数化したものをプロティンスコア（たんぱく価）と呼び、人体と同じ比率のものをプロティンスコア１００とし、スコアの高い食品ほど「良質のたんぱく質」です。

このプロティンスコアをみると、**最も高いのが卵とシジミで、スコア１００**です。これは9種類の必須アミノ酸が、人体と同じ比率で含まれている１００点満点の食品であることを示しています。そのほか、プロティンスコアの高い

図G　プロテインスコア一覧表

食品名	プロテインスコア	含量(g)	必要量(g)
卵	100	12.7	79
シジミ	100	5.6	179
サンマ	96	20.0	52
イワシ	91	17.5	63
豚肉	90	13.4	83
カジキ	89	18.3	48
アジ	89	20.0	56
鶏肉	87	21.0	55
イカ	86	17.0	68
そば	85	3.3	357
ロースハム	84	18.6	64
チーズ	83	25.2	48
牛肉	80	19.3	65
牛乳	74	2.9	466
オートミール	74	13.5	100
エビ	73	16.0	86
米飯	73	6.2	652
カニ	72	20.0	69
タコ	72	14.6	95

食品名	プロテインスコア	含量(g)	必要量(g)
すじこ	66	25.0	61
サケ	66	20.0	58
たらこ	64	26.0	60
うどん	56	2.6	687
大豆	56	34.3	52
なっとう	55	16.5	110
ソラマメ	55	7.0	260
アワビ	54	23.4	79
高野どうふ	52	49.4	36
とうふ	51	6.0	327
トウモロコシ	51	3.8	516
ピーナッツ	48	25.4	81
ジャガイモ	48	1.9	1097
食パン	44	8.0	284
みそ	44	12.5	162
サヤエンドウ	36	3.1	772
マッシュルーム	23	3.7	1175
シイタケ	18	1.5	3700
コーンフレーク	16	9.0	694

＊プロテインスコア …… 食品に含まれるたんぱく質の「良質度」
＊含量 …… 食品100gに含まれるたんぱく質量
＊必要量 …… プロテインスコア100に換算してたんぱく質10gの摂取に必要な食費音量

体重65kgの人が65gのたんぱく質を摂取するための食品必要量の計算式
65g÷（食品100g中のたんぱく質×プロテインスコア／100）×100≒摂取量
〈食品例〉
牛肉：65g÷（19.3×80／100）×100≒420.9g
白米：65g÷（6.2×73／100）×100≒1436.1g
豆腐：65g÷絹ごし（4.9×51／100）×100≒2601g
　　　65g÷木綿（6.6×51／100）×100≒1931g（豆腐は一丁約300～350g）

食品が魚で、サンマが96、イワシが91などです。以上のようにプロティンスコアからみても、魚はおすすめです。

　これに対して、動物性たんぱく質の代表のように思われている肉類はどうでしょうか？

　豚肉や鶏肉は90クラスで、牛肉やハム類になると80クラスに落ちていますが、生命維持に欠かせない動物性たんぱく質の含有量からは肉も魚も大差はありません。大豆やジャガイモなどの植物性たんぱく質はずっと低くなり、たんぱく質としては動物性食品に劣ります。

理想の食スタイル「ヒトフード」のポイントは、食事により、からだにとって大事なたんぱく質が目減りしないように、毎日体重の１／１０００ｇ（体重65kgの人は65ｇ）を補給することです。

　これは簡単なようで、実はかなり大変で、実行できている人はなかなかいないでしょう。１／１０００ｇのたんぱく質を摂るというのは、プロティンスコア１００に換算して65ｇのたんぱく質を摂ることで、肉や魚を65ｇ食べればよいということではありません。そのためプロテインスコアの低い食品ほど、「良質のたんぱく質」に比べ必要な量を満足させるためにはたくさん食べなければなりません。

鶏卵はプロテインスコア100の完全食品で、たんぱく質含有量は普通の大きさの卵（約50g）で6・5gです。体重65kgの人が1／1000の必要量65gを満たすには、理屈上は卵を10個食べれば完全です。しかし、これは現実的ではありません。牛肉はプロテインスコア80で、牛肉100g中のたんぱく質は19・3gです。プロテインスコア100に換算してみると、牛肉だけで65gの良質たんぱく質を摂るには、400g以上のステーキを食べなければなりません。

「畑の肉」と称され、健康食品と誉れの高い大豆はプロテインスコア56です。植物性食品信仰の人が豆腐（プロテインスコア51）だけで65gのたんぱく質を摂るには、1日約2・6kg（絹ごし豆腐4、5個）を食べねばならず、これも現実的ではありません。

さらに、プロテインスコアの低い食品を大量に食べると、アミノ酸の組合わせバランスが人体と異なるため、たんぱく質合成の際にアミノ酸の組合わせとして不要で不良品のアミノ酸が残り、無駄になります。この余ったアミノ酸は、窒素出納の帳尻を合わせるために、腎臓から尿素、尿酸の形で排出されるため、腎臓の負担は大変大きなものになります。

そこで知的素食では、種類が異なる、なるべく良質のたんぱく質を含む食品を、目先を変えて組合わせて食べるようにしたいものです。その補助製品として最近では良質のたんぱく質を粉末状にした、低カロリーのプロテイン・パウダーが市販されていますので、信頼できるブランドのものをサプリメントとして利用するのもよいと思います。

肉食過多は要注意！ 〝腸相〟の良し悪しが健康のバロメーター

私が肉の摂りすぎに警鐘をならす医学的な根拠がもう1つあります。「腸相」という言葉をご存知でしょうか。これは、人相、手相ならぬ「腸の相」を意味し、長年ニューヨークに在住され、独創的な大腸の内視鏡診断、治療を開発された、マウントサイナイ医科大学教授・＊**新谷《しんや》弘実《ひろみ》**先生の造語です。

私の病院でも30年来、年に2回、約2カ月ずつ新谷先生に内視鏡検診をお願いしていましたが先生の腸相の話は、食べものと健康の関係を考える上で非常に興味深いためご紹介したいと思います。

新谷先生によれば、内視鏡で大腸の内部を見たとき腸粘膜がすべすべしてきれいな人、つまり**腸相**の良い人ほど血管も美しく心臓は健康で、からだ全体が若々しいそうです。それに対して、腸壁が固くなり、憩室《けいしつ》（腸壁にできるポケットで、出血や炎症を起こしたりする）があったり、ポリープができているなど腸相の良くない人は、概して高脂血症、動脈硬化、高血圧などをもっているケースが多く、放っておくと大腸ガンや肺ガン、乳ガン、心臓病、脳卒中などにかかる危険性が高いといいます。

腸相の良し悪しこそ、健康状態を知る重要なバロメーターになるというわけですが、この良し悪しを決定づける要因は食べものです。実際、毎日同じ食事を摂っている仲の良い夫婦は腸相まで似てくるようです。そして、**腸相の〝吉**

下に行うことに成功。アメリカ内視鏡学会への初報告（1971）は、スタンディングオベーションをもって迎えられた。ここに「**内視鏡外科**」という外科の新しい分野がスタートし、現在では世界中の人々がその恩恵に浴している。また、当初は内視鏡検査イコール大変苦しい検査と思われていたが、あるちょっとしたヒントから検査の前処理に軽い鎮静剤合剤（Conscious Sedation）を導入し、まったく苦痛のない内視鏡検査法を改発した功績も多大である。現在、無苦痛の上・下内視鏡検査は毎日、日本各地の医師が実施している。

凶”を分けるのが肉食過多で、とくに肉の脂肪分をたくさん摂る人ほど腸相が悪くなる傾向があります。

近年、日本では肉の消費量が増加するとともに腸相の悪い人が急増し、大腸鏡検査をすると40代以上の男女3人の1人に大腸ポリープがみられるようになりました。アメリカでは大腸内視鏡が普及し、大腸ガンは過去40年間で半減し、予防医学の一つの勝利となりました。

肉食で補給されるたんぱく質は元気の素ですが、肉食には大腸の病気の元凶となる危険性もあります。日本人が今のように肉食をしなかった時代よりもずっと前から、肉食中心で食物繊維不足の欧米人に、アジアの諸民族より遥かに大腸ポリープ、大腸ガンが多かったのは周知の事実です。

昔からビーフイーターと呼ばれる英国人には大腸の病気が多く、従って大腸ガンの研究・治療が進んでいました。1961年に私がロンドンに留学したころ、当時、日本の大学病院では毎日行われていた胃切除術がロンドンでは週1～2回で、逆に日本では稀な大腸手術が連日行われていた違いに驚きました。

欧米型の食事が増えてきた日本人も、肉類の摂取量を上手にコントロールし、食物繊維も十分に摂り、良い腸相を保つように心がけたいものです。

新谷弘実

1935年福岡県生まれ。順天堂大学医学部卒。1963年渡米、New York, Beth Israel病院外科レジデント中、当時、胃の検査専用のHirschowitz Fiberscope（ファイバースコープ）を改良した大腸内視鏡を設計（1967）、X線検査のみに依存していた**大腸検査を内視鏡で精査することに成功**する。さらに、スコープに高周波焼灼用のスネヤー・ワイヤを挿入してポリープを切除する方法を考案し、これまで開腹手術により行われていた大腸ポリープ切除を内視鏡

生野菜2：肉1：穀物5の摂取バランスでガン予防

「肉を食べたら、野菜も食べなければいけない」とよくいわれますがなぜでしょう。昔から肉食中心の欧米では、肉と野菜、とくにジャガイモを必ず一緒に食べていますが、この経験的な知恵は発ガンの予防に役立ちます。

1例をあげれば、肉は消化の過程でニトロソアミンという発ガン物質を生じますが、ジャガイモや野菜類をたくさん摂ると、その繊維が発ガン物質を吸着して、一緒に体外に排泄するように働きます。また、食物繊維による便秘解消にも効果的です。

前述したように、戦後、日本人の「腸相」は悪くなる一方で、大腸憩室症や大腸ポリープ、大腸ガンなど、昔の日本人には少なかった腸の病気が増えています。これは、肉の食べすぎに反比例して、雑穀、野菜などの食物繊維の摂取量が少なくなってきたことにも原因があります。

COLUMN

日本人と牛肉

肉食は長い間、日本では禁止されていました。肉食というと牛肉が主ですが、日本人と牛肉の関係は新しいようで古く、かつ複雑です。

はじめ朝鮮半島から運搬・農耕用に輸入された牛は、家畜化され肉は食用となりましたが、676年（天武4）より仏教五戒の筆頭「不殺生戒」の教えに基づいた「肉食禁断の勅令」が発令されると、牛肉は表向き禁止されました。ただ肉食禁の仏教が牛と同じく渡来人のもたらしたものだったことは皮肉なことでしたが、この勅令はあまり守られなかったらしく、その後、同種の勅令が繰り返し再発令されています。

中世に至り、武士階級では狩猟で獲った獣肉食が普通でしたが、徳川幕府は政治的なキリシタン弾圧の一環として肉食禁制を強制し、そして五代将軍徳川綱吉の「生類憐みの令」は決定的な役割を果たしました。ただし「例外なき法則はない」のとおり何事にも裏はあるもので、なぜか彦根藩だけは牛肉生産が許されていました。

江州彦根は、古代に朝鮮半島から伝わった皮革生産技術を主に継承したところで、戦国時代は戦場の武具として、また革製の太鼓の音はよく響き渡るので多く生産され、皮革産業の副産物として牛肉生産が結びついたと考えられます。

また彦根藩は、18世紀頃より味噌漬牛肉を将軍家へ献上、攘夷派の水戸藩主烈公徳川斉昭は、牛肉が何よりの好物でした。一方、開国論者で熱心な仏教徒であり禅に凝っていた井伊直弼が彦根藩主になると、仏教の教えから長年の慣習を破って牛肉生産を禁止しました。

突然の配給停止に困惑した斉昭は、従来通りの牛肉特配を直弼に懇願しましたが、すげなく断られ、むしろ辱められたそうです。

食べものの怨みは怖いもので、直弼が1860年（安政7）3月3日の「桜田門外の変」で水戸浪士に暗殺される遠因の1つになったともいわれています。

攘夷派の斉昭と開国派の直弼が、牛肉を巡ってはまったく逆な立場だったのも皮肉です。その後も水戸藩と彦根藩には犬猿の仲が続きましたが、時代の流れはこの怨念を風化し、いまでは水戸と彦根は姉妹都市になっています。

時代が遷り幕末の動乱と共に肉食禁制も事実上緩み始めましたが、その原因はすでに居留地に多数集まっていた外国人の肉食の影響、および蘭学者の増加によるところが多く、1854～58年（安政年間）に大坂の「適塾」に学び、後に『肉食之説』を著した慶応義塾の塾祖・福沢諭吉も在学中はもっぱら庶民に愛された牛鍋屋に通いました。

肉食禁制は旧体制と共に自然崩壊していきましたが、さらに新政府は肉食を奨励以上に強制し、1867年（慶応3）には、江戸の外国公館を主に、一般庶民も対象にして芝白金に屠畜場が作られ、近くの慶応義塾は得意先の1つでした。以後今日に至るまで日本人に最も親しまれている肉は牛肉です。

では、肉や穀類、野菜はどれくらいのバランスで摂ったらよいのでしょうか。これを簡単に知る方法があります。

あなたの歯を見てください。人間の歯は本来、上下合わせて32本あります。その構成は、**前歯が8本、犬歯が4本、臼歯が20本と、「2：1：5」の割合になっていますが、この歯の比率はそのまま、食べるものの食べるべき比率**を示しています。

たとえば、牛や馬、ゾウなどの草食動物は、前歯と臼歯が発達していて、犬歯はほとんど退化しています。それに対し、オオカミやライオンなどのような肉食動物は犬歯が異常に発達し、臼歯は退化しています。

歯は、それぞれの動物の食生活に適応した形になっていますから、人間の歯を見れば、本来、必要な食べものがわかるわけです。歯の役割と食べものの関係からいえば、前歯はおもに生野菜や果物をかむために、犬歯は肉をかみ切るために、そして臼歯は穀物や繊維の多い生野菜をすりつぶすために使われます。これらのことから、**人間は生野菜・肉・穀物プラス野菜のそれぞれを「2：1：5」の割合で摂ればよい**ことがわかります。

この「2：1：5」の公式は「バランスの原則」を示すもので、元東海大学

是空」は、川島式では「士気則是食う」で軍隊の旺盛なる士気は、すなわち、これ食うことにあるのを旗印とした。優秀な軍隊でありながら、兵糧不如意による戦力低下のため勝つべくして敗れた過去の戦例は、古今東西数えきれない。『まちがい栄養学』『アルカリ食健康法』『日本食長寿健康法』など多数の著書がある。

教授、故*〔注〕**川島《かわしま》四郎《しろう》**博士が提言されたものですが、先に「腸相」の話で紹介した新谷弘実先生は、この方式を採り入れた食事指導をアメリカで行ない成果を挙げています。

ポリープなどができた「腸相」の悪い患者さんでも、ポリープ切除のあと「2：1：5」の食事を心がけていると次第に良い「腸相」に変わり、健康を取り戻せるようです。

最注目食材〝食物繊維〟が生活習慣病を予防する

かの名将ナポレオンは、美食と食物繊維の不足のためにワーテルローの戦いに敗れ、栄光の座を失った、といわれています。戦場にまでお抱え料理人を連れていき、豪華な食事を摂っていたナポレオンですが、結局はこうした食事がアダとなりました。

肉を中心に、バターやクリームをふんだんに使った昔のフランス料理は、食

川島四郎（1895〜1986）

京都府出身。陸軍大学卒（1927）、東京帝国大学農学部農芸化学科卒（1930）。食糧産業研究所所長、桜美林大教授を務めた日本の栄養学者。1942年には軍用食糧の研究により農博。著書『食べ物さん、ありがとう』（朝日文庫）では、実践栄養学を説く川島四郎氏と生徒役のサトウサンペイ氏とのユーモラスな漫画による健康づくりの知恵袋が好評。インドの教義「色即

物繊維が不足していて、当然便秘になりやすくなりました。便秘はナポレオンの持病の痔を悪化させ、馬にも乗れなくなり、痛みのために夜も眠れず、睡眠不足と痛み止めの麻酔薬のせいで意識は朦朧《もうろう》とし、肝心なところで判断ミスを犯して敗戦した、と伝えられています。

ナポレオンが野菜も穀物も十分に食べ、食物繊維の摂取量も十分で快便でいたら、痔に悩むこともなく戦いにも勝っていたら、世界史は違うものになっていたかも知れません。

以前は、なんの栄養にもならないとして、カス扱いされていた食物繊維も、最近では〝**第6の栄養素**〟として注目を集めています。この食物繊維の最も重要な効用は先のナポレオンの例からおわかりのように便秘の予防です。

肉や魚のように繊維が少ない消化の良いものばかり食べていると、便の量が少なくなり、腸の働きも悪くなって便秘に悩まされるようになります。

食物繊維は、便の量を増やすとともに、腸壁を内側から刺激して腸の運動を活発にするため、便秘を防ぐ効果を発揮してくれます。

便秘は全身に影響するので、決して軽視できません。とくに人工的な添加物で加工された食品が増え、発ガン物質が問題になっている昨今、便秘すれば腸内に有毒物質や老廃物を含む便が増え、それが腸壁に接している時間が長くなるほど、大腸ガン発生の危険も増大します。とくに年齢とともに誰でも腸の働きが鈍って便秘しやすくなりますから、なおさら要注意です。

食物繊維を毎日たっぷり摂れば快便を促し、大腸に溜まった老廃物を体外に排出し、大腸ガンの温床を取り除く働きをしてくれます。さらに、食物繊維には、インスリンの分泌を正常化する働きがあるため、肥満や糖尿病の予防にも大いに役立ってくれます。

ところで、食物繊維の摂取量の激減は、日本人の食生活の変化を最も明確に示す指標の1つかもしれません。昔の人がたくさん食べていた食物繊維は1951年には、まだ1日平均22・7gありましたが、その後年々減少傾向にあります。

成人が1日に必要とする食物繊維は20〜35g。現在の私たちの食事は、いかにも繊維が不足しています。一般的に、繊維の多い食品として頭に入れておきたいのは、ひじき、わかめなどの海藻類、穀物、野菜、とくに、ごぼう、にんじん、だいこんなどの根菜類、キャベツ、なす、カリフラワー、ブロッコリーなどの野菜、いも類、こんにゃく、きのこ類、豆類、納豆などで、これらの食品を極力意識して摂るように心がければ、食物繊維の摂取量はかなり増えるでしょう。

ただ、同じ穀物でも精製されたものは繊維を取り除いてあるわけですから、繊維の量は少なくなります。ですから、玄米は高繊維食品ですが白米は低繊維食品です。

同じ野菜でもとくに若い女性が好む生野菜のサラダは大部分が水分で、残念ながら食物繊維があまり含まれていません。たとえば、レタスは１・０％、きゅうりは０・４％という具合です。もし、あなたが便秘症だったり、肥満を解消したいと思っているなら、食品の成分について記載された栄養のガイドブックを求め、自分にとって食物繊維が最も摂りやすい食品をチェックしてみるのも一法です。

脂肪、炭水化物などは、摂りすぎると弊害が出てきますが、食物繊維に関してはその心配はありません。いろいろ工夫して、十分、食事に摂り入れることをおすすめします。また、海藻類やきのこ類、こんにゃくなどは、ほとんどがノンカロリーの食品ですから、カロリーを気にしている人でも安心して食べられます。

便秘や肥満を予防・解消し、さまざまな生活習慣病予防に役立ち、しかも低カロリーの食物繊維こそ、現代人にとって最も注目したい食材といえます。

第6章

「脂肪」「コレステロール」の誤解に注意

――知的素食養生訓――

植物性脂肪だからいいというわけではない

人間に必要な3大栄養素の1つである脂肪（油脂）の主成分は脂肪酸で、血液、細胞をつくりエネルギーの源となります。脂肪酸のうち**不飽和脂肪酸***（表1A・B）は体内で固まりにくいので、生活習慣病予防のため食用油として広く使われています。

戦後ヘルシー志向が高まるにつれて、日本では動物性脂肪、肉（飽和脂肪酸）が心疾患や肥満の原因になるといわれ、植物性の**サラダ油***（主にリノール酸）を増やして動物性脂肪を減らすことが推奨されていました。しかし、現実は厳しく、**リノール酸**消費の増加に比例して、精神的に不安定な若者の残虐性が西欧諸国を始め日本でもみられるようになりました。また、沖縄では本土復帰後飽和脂肪酸のラード（豚脂）の使用が減り、植物油の摂取量が急増すると平均寿命は短縮し始めました。動物性脂肪のバターから植物性脂肪の**マーガリン***に変えたり、ヘットやラードを植物性のオイルに変える人も増えて、マーガ

サラダ油（リノール酸）

精製された植物油のことで、JAS（日本農林規格）で規定された原材料と製法でつくられた植物油。主成分はOmega-6のリノール酸でコーン油、大豆油、菜種油が含まれる不飽和脂肪酸である。不飽和脂肪酸は神経細胞が成長し、機能するために必須で、脳にとって大切な栄養素であるが、最大の欠点は酸化されやすく熱に弱いことで、理想的なものは魚や昆布に含まれる新鮮な油成分の摂取である。とくにリノール酸系のアラキドン酸には、アレルギー、アトピーやガンを増やし、健康に悪い最大の理由となっているトランス脂肪酸の問題がある。

リンはおすすめできませんが、植物油は魚油と同様に不飽和脂肪酸ですから、健康づくりに植物油を活用するのは結構です。しかし、植物油なら何でも健康に良いと安心しているわけにはいきません。

不飽和脂肪酸は脳にとって必須のものであり、また、体内のコレステロールを減らす大きな利点がある半面、空気に触れると空気中の活性酸素の攻撃を受けて酸化し、**有害な過酸化脂質**に変質する大きな欠点をもっているからです。

トランス型脂肪酸はなぜ有害なのでしょうか？

代用バターのマーガリンやショートニングは、外食産業の食品の揚げ物や菓子パイなどに歯ざわりの良い、サクサク感を出すために多用されています。人体のすべての細胞膜は脂質でできていますがトランス型脂肪酸が入ると、細胞は本来の活動ができなくなり、長期にわたり大量に摂取すれば心疾患、脳の機能障害のリスクを高め、また、コレステロールのＨＤＬを減少し、ＬＤＬを高めるので要注意です。厳密には牛、羊などの反芻《はんすう》草食動物は胃の中でもトランス型脂肪酸をつくるので牛肉や乳製品には微量であるが含まれています。喫茶店でコーヒーを注文すると、シュガースティックと一緒に出てくるコーヒーノ

マーガリン・ショートニング

常温では液体の植物油（不飽和脂肪酸）に、水素を添加してトランス化（trans・他の側へ、別の状態へ）すると液体油が固体化して、半固体となり「硬化油」と呼ばれる自然界には存在しない不自然な人工産物のトランス脂肪酸となり、マーガリンやショートニングの原料となる。マーガリンは善玉コレステロールを低下させ、動脈硬化を促進して心臓病の危険を高めるトランス型脂肪酸を多く含み（含有量11 ～ 14%）好ましい食品ではない。

表1-A

- 3大栄養素
  - 脂肪
    - ①脂肪酸 中性脂肪
      - 飽和脂肪酸（動物の肉・脂）（動物）
      - 不飽和脂肪酸（魚・植物）
        - 一（単）価不飽和脂肪酸 オレイン酸（C-2重結合1個）
        - 多価不飽和脂肪酸（C-2重結合2個以上）
          - リノール酸（アラキドン酸）
          - αリノレン酸（EPA・DHA）
    - ②リン脂質：体内では細胞膜の形成、神経伝達、食品では乳化剤として使われる。［卵黄、肝、大豆、ドレッシング、チョコレート、サプリメント］
    - ③コレステロール：体内ではホルモン、胆汁、ビタミンDを作成。動物油のみに含まれる。［（200mg=1卵黄）魚、肉］
  - 糖質
  - たんぱく質

レッシュは乳製品ではなく、**ミルク風に加工されたサラダ油**です。そのため何日もテーブルの上に置かれても腐敗しません。

腸から吸収された過酸化脂質は、細胞膜や血管の内膜を傷つけ、体内に発ガン物質があればガンが発生するリスクをぐんと高めます。細胞がダメージを受ければそれだけからだの老化が進みますから、体内に残っている過酸化脂質の量が、からだの老化度を示す1つのバロメーターになります。

過酸化脂質は金属につくサビのようなもので、歳をとってからだの老化が進むにつれて自然に増えていきますから、**過酸化脂質に変性した植物油を摂ることは、老化に拍車**をかけることになります。

表1-B 不飽和脂肪酸

単価不飽和脂肪酸	多価不飽和脂肪酸	
Omega-9	**Omega-6**	**Omega-3**
アボカド、アーモンド、 カノーラ油、 オリーブオイル	ひまわり油、大豆油、 ゴマ油、 サラダ油（リノール酸）	魚と魚油、DHA、EPA、 亜麻仁油、えごま油、 クルミなどナッツ類

* 植物油の中で、ヤシ油、パーム油、ココナッツ油、綿実油は飽和脂肪酸です。

Omega-6はコレステロールと結合すると分解されてアラキドン酸という脂肪酸に変化し、これは血管内で炎症を起こして動脈硬化の元になり、ひいては老化の原因になる。

Omega-3は炎症を抑制して動脈に生じた変化を治す優れた働きをする。たとえば、C型肝炎ウイルスによる慢性肝炎に、Omega-3を多く含む魚を食べると、肝臓がん発生のリスクを下げることが認められている。

Omega-3とOmega-6の血中濃度の割合が、本来は1：1であるべきだが、現代人の多くは10：20で、その理由は加工食品に使われている油のほとんどがOmega-6のため、日常口に入る量が断然多くなるためである。

Omega-3は血糖値を下げる働きもあり、糖尿病がガン発生を促すことから、間接的にガン予防につながる。欠点は酸化しやすいことと熱に弱いこと。
Omega-3とOmega-6系の脂肪酸は人体内でつくれないため、食事から摂らなければならないので、必須アミノ酸と同じく、必須脂肪酸と呼ばれる。

Omega-9には炎症を抑える作用はないが、抗酸化力が強いのでOmega-3との併用は推奨できる。

元来日本人は魚を多食する国民であったが、昭和63年をピークに魚の摂取量の減少が続き、平成18年以降は肉の摂取量が上回っているのは残念である。

以上から、加工食品はできるだけ避け、Omega-3の油を意識的に摂ることが健康維持の基本的な条件で、積極的に亜麻仁油、えごま油などを大さじ1～2杯そのまま飲むのも有効な手段である。

過酸化脂質の害から身を守るには、まず、家庭内の植物油は空気に触れないように保管し、酸化を防ぎましょう。また、植物油は熱すると酸化が一気に進みます。できれば揚げものに使った油は数回の使用にしたいものです。琥珀色で透明な油が黒ずんできたら酸化が進んだ証拠です。ランチタイムの揚げものや、惣菜店の店先で、長時間空気にさらされた揚げものは避けたほうが賢明でしょう。

確かに、**植物油は不飽和脂肪酸を含みメリットはあるものの、エネルギーからみれば動物性の脂肪と変わりはありません。**たとえば、バターをマーガリンに変えたところで摂取カロリーを減らすことはできず、マーガリンにはトランス型脂肪酸を多量に含む別の大きなデメリットがあります。

また、炭水化物が１ｇ当たりカロリーが４㎉、たんぱく質が１ｇ当たり４㎉なのに対して、脂肪は植物性や動物性にかかわらず９㎉もあります。つまり「からだに良い」はずの植物油も、それをたくさん摂れば必然的にカロリー過多となって肥満現象を招きます。

デンマークは、２００４年からすべての食品について使用される油脂１００

g中の**トランス型脂肪酸量**を2g以下とする規制を設けました。2006年12月にニューヨークでは、トランス型脂肪酸の原則的使用禁止が報じられ、その結果、ニューヨーク住民の平均寿命が延びて2013年には全米のトップになりました。食用油と健康の密接な関係を示す好例です。

三石巌先生が20年以上も前から声を大にして叫ばれてきたことですが、最近になりやっと官僚統制下の日本でも**マーガリン**や**ショートニング**の使用が制限されるようになりました。植物性脂が動物性のものより良い、とバターをわざわざマーガリンにするのはまったくナンセンスで、ショートニングで焼いたパンにマーガリンを塗るのは最悪の組合わせです。食パンやクッキーなどのスナック菓子を選ぶときは、まず**包装の裏に貼ってある材料表**をみて、ショートニングやマーガリンを使っているものは避けるべきです。

2003年、WHO（世界保健機関）は、トランス型脂肪酸の摂取量を1日当たりの総エネルギーの1％未満と推奨しています。ところで、日本の食品安全委員会は2006年、国内に流通するパン類、乳製品、マーガリンなど386食品に含まれるトランス型脂肪酸量を分析した結果、いまのところは1日当たりの摂取量が欧米の摂取量に比べ少なく０・３％で、ＷＨＯの示した基準以下です。

従って、差し迫った危険性はないものの、油もののファストフードを好む若者が増加しつつある昨今では、規制とは別に消費者自身が**トランス型脂肪酸の危険性**を冷静に判断する「からだの知恵」をもって欲しいものです。

「知的素食」の基本が、高たんぱく・低カロリー食であることはすでにお話ししましたが、揚げものや脂肪の多い食品を控えない限り、低カロリーを達成するのは難しいでしょう。

低カロリー食とは低脂肪食と言い換えることができます。ランチタイムのメニューやお弁当のおかずの中には、必ずといっていいほどフライやてんぷらなどの揚げもの類が入っているので、外食の機会の多い人は、自分で思っている以上に高カロリーの食事をしている可能性があります。

いずれにせよ脂も栄養摂取の一環として必要ですが、毎日、揚げものや脂の多い肉の食べ過ぎは避けたいものです。ちょっと食べ方や調理を工夫すれば、脂肪の量を減らすことはできます。

たとえば、焼肉は鉄板で焼けば脂が再吸収されますが、網で焼けば脂は落ちるのでカロリー節減を行うことができます。また、揚げものの衣は油をいっぱい吸っているので、半分くらいは衣をはずしたり、鶏肉の皮や豚肉の脂身は残したり、炒めたり揚げたりするより、なるべくゆでたり網で焼いたりする、という工夫をしていればおいしい料理を味わいながら、カロリーの摂りすぎも抑えることができます。

コレステロールは、高すぎても低すぎても寿命は短くなる

私が医学部の学生だった昭和20年代は終戦直後の日本人の多くが未だ栄養失調の低たんぱく症のため足がむくんでいたころで、コレステロールという言葉は一般的な会話に出てくる言葉ではありませんでした。しかし、食糧事情の好転と共に、コレステロールは話題になり、飽食の時代と共に問題になりました。コレステロールの語源はギリシャ語のコレ（胆汁）＋ステレオス（固まり）で、胆石を思わせる言葉です。40歳の声を聞くころになると、多くの人は「コレス

テロール」という言葉に敏感になってきます。

コレステロールは健康の大敵、成人病の病原体のような扱い方をされて、今ではコレステロール控えめの食品もたくさん出回っています。しかし、コレステロールは人体の構成および生命維持に欠くことのできない極めて重要な栄養素で、単純に「**コレステロールが高いのは健康によくない**」とは言えません。体内で１６０ｇあるうちの25%は脳に存在し、末梢神経系に含まれるものを合わせると37%が神経系に含まれる重要な物質です。

コレステロールは、脂質（アブラ）の一種です。人体を構成するのは37兆個の細胞集合体ですが、各細胞の〝細胞膜〟はコレステロールでできています。また、細胞内にあるＤＮＡを司る核やエネルギーを産生するミトコンドリアなど微小器官も、すべてコレステロールを材料につくられます。

従って、**コレステロールが不足すれば弱々しい細胞がつくられて、各種免疫細胞はその活性を弱め、からだの各組織や血管の壁をつくっている細胞も弱いものになります。**そして脳出血や骨粗鬆症を引き起こしやすくなり、それが原因で〝寝たきり〟になってしまうこともあります。

また、からだの各組織全体では、新陳代謝により1秒に50万個の細胞が生まれ変わりますが、コレステロールは細胞をつくる材料なので、不足すれば健常な細胞は生まれません。逆にコレステロールが極端に高く、さらに活性酸素により酸化されると血管壁に溜まり、動脈硬化を促進してさまざまな血管系疾患の原因となります。これが高脂血症（脂質異常症）による弊害です。

つまり**コレステロール値は、高すぎても低すぎても悪く、とくに酸化されたＬＤＬは病気をつくります。**一般的に〝**コレステロール**〟と呼ばれるものは、**医学的には総コレステロール**のことで、後述するＨＤＬ、ＬＤＬ、ＶＬＤＬの総和です。

では、コレステロール値はどれくらいがよいのでしょうか？　確かに、高すぎれば病気になる危険性はありますが、では、低ければ低いほどよいのでしょうか？

コレステロール値が高いほど増える病気は、主として脳梗塞と心筋梗塞を代表とする虚血性の心臓血管病です。従って、コレステロールを正常値まで下げて保つことに意味がある病気は主として上記のものといえます。

低すぎれば、その代償として免疫細胞が活発に働かない弱々しい体質になり、肺炎や各種感染症、ガンなどが増え、また、運動機能が劣化して歩行障害や転倒、お正月のお餅の窒息などの誤嚥《ごえん》事故が増える結果になり長寿の妨げとなります。

日本脂質介入試験（J－LIT、Japan Lipid Intervention Trail）の発表した研究結果（次頁図H）では、縦軸に死亡の相対危険度、横軸にコレステロール値、U字の曲線はコレステロール値の多寡と寿命の関係を示しています。この図でコレステロール値は20㎎間隔に表示されていますが、２４０～２６０は表示されず２４０～２８０にまとめられているところが特徴的です。

いずれにせよ総コレステロールは２４０前後が長生きすることを示しており、それより低過ぎても、高過ぎても寿命は短くなることがわかります。

血液中に含まれる脂質は、**（1）コレステロール**　**（2）中性脂肪**　**（3）リン脂質**　**（4）遊離脂肪酸**の４種類で、いずれもからだの各組織の構成上極めて大切なものです。

コレステロールそのものは脂のため水に溶けないので、水溶性のたんぱく質

図H　日本人の総コレステロール値と死亡の危険(J-LIT)

(「日経メディカル」2001・2月号)

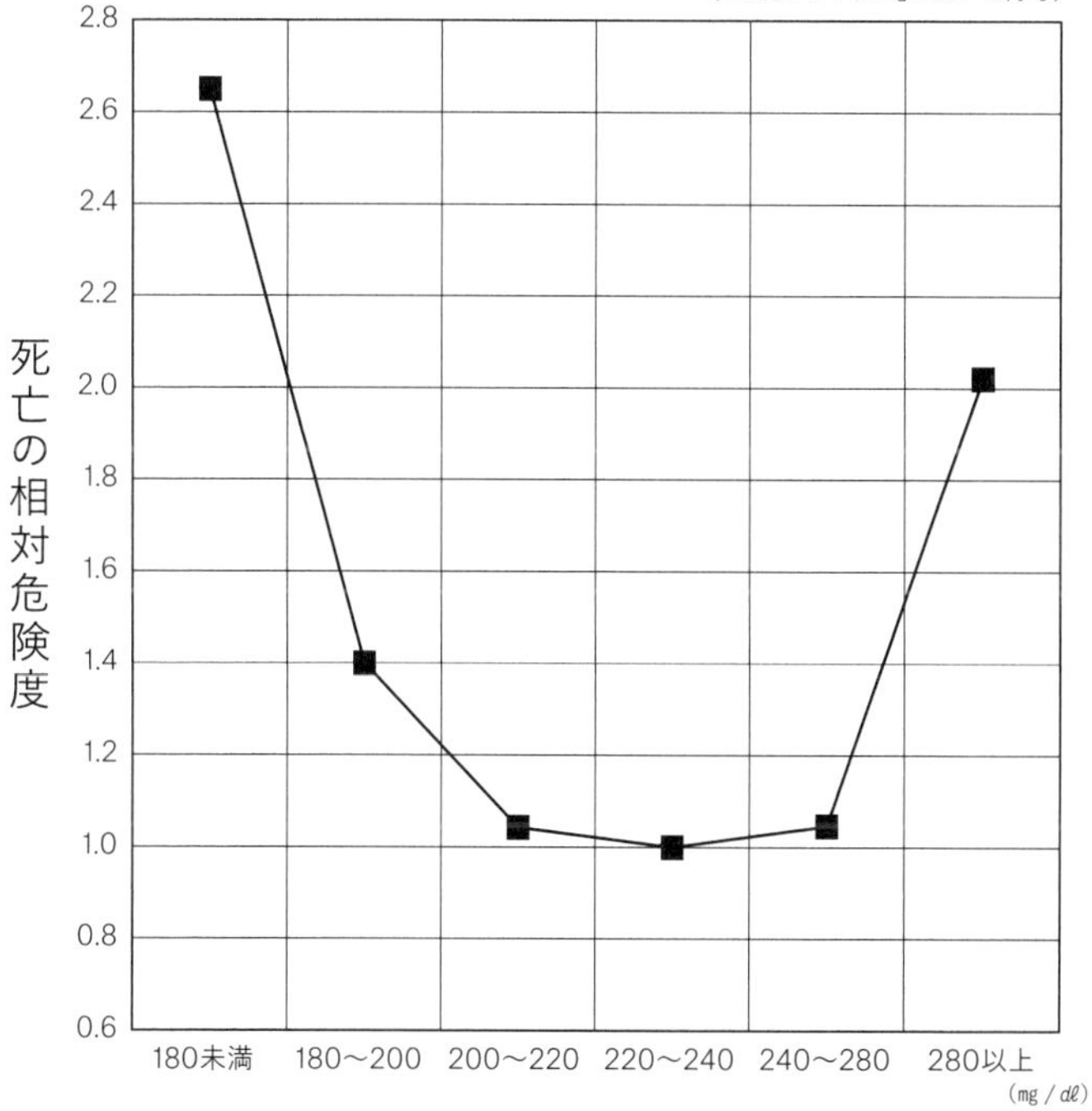

① 220 〜 280 mg/dℓが一番長生きする。
② 280 mg/dℓ以上は総死亡率が高い。
③ 180mg/dℓ以下は全体的に死亡率が高い。

2008年3月、富山大学の浜崎智仁教授(脂質栄養学)は一般市民17万人の健康状態を追跡する、かつてない大規模な調査結果から「コレステロールが高いと危険」という従来の「健康常識」を覆す研究結果を発表しました。

研究チームによれば、総コレステロール200mg/dℓ以上の人の死亡率はほぼ変わらず、一方、180mg/dℓ以下の人は死亡率が優位に高くなり、J-LITの発表の正当性が示されました。

* コレステロール値が高すぎる場合と低すぎる場合では、死因が異なります。高すぎる場合の典型は心筋梗塞で、低すぎる場合は免疫力が弱まり、ガンや脳出血、肺炎などの感染症、うつ病による自殺などです。

と結合して「リポたんぱく」（Lipoprotein）となり、乳化現象によって血中に溶けた状態で存在しています。この状態の脂が、いわゆるコレステロールです。

食品のマヨネーズは、酢と脂と卵黄などからつくりますが、本来、水（酢）と油（脂）は混ざらないハズなのにマヨネーズがつくられています。これは卵黄に含まれる「レシチン」（たんぱく質）が脂を包み込み酢と混ぜ合わせてくれるからで、リポたんぱくと同じ原理です。

食物中から摂取された脂肪は転化してリポたんぱくになり、たんぱく質の含有率（密度）によりカイロミクロン（1～2％）、VLDL（10％）、LDL（25％・通称：悪玉コレステロール）、HDL（50％・通称：善玉コレステロール）に分類されます。VはVery、LはLow、DはDensity（密度）、LはLipoproteinの略語で、Dの多い方が比重が大きく、重くなります。

善玉コレステロール（ＨＤＬ）が多いと長寿に

日本ではコレステロールが便宜上、**善玉コレステロール**（ＨＤＬ・高比重リポたんぱく）と**悪玉コレステロール**（ＬＤＬ・低比重リポたんぱく）の善悪に二分されていますが、あまり適切な表現ではありません。昔から、前者はコレステロールを身体各臓器の組織から肝臓へ戻していくので善玉扱いされています。**善玉コレステロール（ＨＤＬ）が血液中に増えれば、血管内はいつもきれいで、細胞膜がサビることはなく、そのため長寿をもたらしてくれます。ＨＤＬの標準値は40・0～79・0mg／dℓです。**

稀に、遺伝的にＨＤＬが非常に多く、１００mg／dℓを超える家系があり、その家系には長寿の人が多いので高ＨＤＬ血症は長寿症候群（Longevity Syndrome）といわれます。私の診察した患者さんの中にもＨＤＬが１００mg／dℓを超えている方がかなりおられますが、ほとんど女性です。女性が男性より長寿な一因にはＨＤＬの差があると思います。

悪玉コレステロールと呼ばれるＬＤＬも、本来は人体に必要なコレステロールの一部で、根っからの悪者ではありません。なぜならばＬＤＬがなければコレステロールを各臓器へ運ぶことができません。しかし、運びすぎるとコレステロールは血管内に溜まり、そのうち血管壁の内部に入り込んだ一部のＬＤＬが、**活性酸素により変性し「変性ＬＤＬ」**となります。

「変性ＬＤＬ」は、人体の各組織の細胞の構成成分やエネルギーに転換されなくなり、正常なコレステロール本来の働きをしなくなります。生体にとって役に立たない異物となった「変性ＬＤＬ」を、マクロファージ（貪食細胞）が異物と間違えて、どんどん自分のからだの中に取り込み、それが溜まると血管壁の弾力は失われて動脈硬化が発生し、「変性ＬＤＬ」は初めて本当の悪玉になります。

善玉といわれるＨＤＬを増やす食べものはないのか、と誰もが思うでしょうが、ＨＤＬの数値は個人差が大きく家族性、遺伝性が極めて強くみられ、残念ながらとくに増加させる食品はありません。

ただ、適度な運動は極めて有効で、朝夕１時間の有酸素運動を続けると、Ｈ

ＤＬは10％くらい上昇しますが、ＬＤＬを減少させることはできません。タバコはＨＤＬを減らします。しかし、適量の酒とビタミンＥには、ＨＤＬを増やす効果があるといわれています。

一般に、**中性脂肪とＨＤＬとは、シーソーゲームの関係**にあり片方が上がればもう片方は下がります。従って中性脂肪を減らすことは食事、運動両面で極めて重要になり、間接的にＨＤＬを増やすことになります。食事をすれば中性脂肪は上がりますから、食後の運動は有効ですが、生活習慣として中性脂肪を上げる食品、たとえば、高カロリーの動物性脂肪を多く含む肉の脂身やケーキ類などは多食しないほうが賢明でしょう。

現在、糖尿病は毎年増加の一途を辿っていますが、糖尿病の特徴にＨＤＬの低値があります。また、糖尿病は細動脈の動脈硬化を起こしやすいので、ＨＤＬ低値と細動脈硬化の両者が手を繋ぐと、心筋梗塞の発生率は高くなります。従って、糖尿病はとくに真面目に治療したいものです。

医者から「コレステロールが高すぎる」といわれたら、数値によっては動物性脂肪を減らし食物繊維をたくさん摂るなど、食生活の工夫をする必要がありますが、それほど神経質になることはありません。むしろ総コレステロールが少々高いくらいなら、低すぎるよりははるかに良い、むしろ長生きできる、と考えてよいでしょう。

東京都の小金井市は、東京都で男女とも平均寿命が高い地域ですが、総コレステロール値も全国平均を上回っていることで知られています。考えようによっては、コレステロールは高いうちが華《はな》ともいえます。というのは、コレステロールの大部分は肝臓、小腸、脳で合成され、食品として入るのは一部です。肝機能が悪くなれば合成能力が下がります。肝硬変の末期には著しい肝機能障害を来し、コレステロール値は激減して運動機能の減少、嚥下障害などが起きてきます。

体内で合成されるコレステロールは１日約３ｇなのに対し、普通の食事から摂取されるコレステロールは０・５ｇ程度で約７：３の比率のため食事からの影響は少ないといえます。

さて、日本ではいままでコレステロールの問題をすべて**〝総コレステロール〟**の数値だけで高い、低いと論じていましたが、これは１９９７年に日本動脈硬化学会が「コレステロールは心筋障害の重大なリスクにつき、**総コレステロール２２０㎎／dℓ以上を高脂血症とする**」というガイドラインを発表して「病気」にしたためです。患者を診察する医師がこれに従い、総コレステロールの基準値を２２０以上にすると日本には高コレステロール患者が２３００万人になりました。

　しかし、他に糖尿病や高血圧症などの**危険因子**[*]がなく、タバコも吸わず、単にコレステロールだけが多めの人に、病気として投薬する必要があるのかは以前から大きな疑問でした。とくに、心筋梗塞が日本の５～10倍も発生している欧米各国のガイドラインが２４０㎎／dℓ以上であるのを考えると不思議な規定でした。

　２００７年４月、日本動脈硬化学会は遂にガイドラインを更新し、総コレステロール（ＨＤＬ、ＬＤＬおよびＶＬＤＬ（１／５中性脂肪）の総和）は不問にして、**危険因子がなければ悪玉コレステロール１６０㎎／dℓ以上を高脂血症**とすると訂正しました。以来、高脂血症にはＬＤＬ対策が重要視され、現在はＬＤＬ基準の診療に変わり、総コレステロール値のみを論じていた従来の愚を

危険因子

ある疾患の発生に関係し、発生、進展を助長する因子。高脂血症の危険因子は、①加齢（男性45歳以上、女性55歳以上）、②高血圧症、③糖尿病（糖代謝異常を含む）、④冠動脈疾患家族歴の4点で、危険因子が0ならばLDLは160mg/dℓ、1～2点ならば140mg/dℓ、3点以上ならば120mg/dℓが正常値の上限となる。

図1　総コレステロールのみで論ずる矛盾

総コレステロール			HDL		LDL		VLDL（=1/5中性脂肪）		
A群	250	=	80	+	130	+	40	→	内容正常
B群	250	=	40	+	170	+	40	→	高脂血症

上図のように総コレステロールが250㎎／㎗の人が2人いるとします。旧基準によれば2人とも表面上は「高脂血症」です。しかし内訳をみるとA群の人は、（HDL80+LDL130+VLDL40）、B群の人は（HDL40+LDL170+VLDL40）で、A群の方はHDL、LDL共に優良で、病気ではありません。

改めました。

厚生労働省が２０１３年に発表した〝健康日本21（第２次）〟では総コレステロールの基準値を「２４０以上」と欧米並みに修正し、高コレステロールの人は１０００万人に減りました。患者が急に半減すれば、抗高脂血症薬を製造する製薬会社にはさぞ影響したでしょう。

また、高脂血症という名称は、ＬＤＬが高いときにはよいが、ＨＤＬが低すぎる場合には矛盾した言葉なので、最近は総合的に「**脂質異常症**」という名称が使われています。

現在、**ＬＤＬとＨＤＬの比を動脈硬化指数**といい、２・０以下であるのが望ましいとされています。総コレステロール値は同じでも、Ａ群はＬ１３０÷Ｈ80＝１・７、Ｂ群はＬ１７０÷Ｈ40＝４・３となり、Ａ群が遥かに優良です。

コレステロールは場合によっては動脈硬化を起こしますが、中性脂肪と動脈硬化の関係については、長い間、欧州学派とアメリカ学派で意見が分かれていましたが、最近になって中性脂肪とＨＤＬとはシーソーゲームをすることがわかり、欧州学派に軍配があがりました。

また、アメリカ人は、一般にあまりＨＤＬの多寡がないので、日本人と異なり総コレステロールはＬＤＬをほぼそのまま反映しています。

卵を食べるとコレステロールが増えるのか

「コレステロール値を上げる食品にはどんなものがありますか」と質問されたら、たぶん多くの人は「卵」をあげるのではないでしょうか？　卵はプロテインスコア１００、つまり9種類の必須アミノ酸を豊富に含んでいる文句なしの理想的食品です。さらに、値段も安く、生命維持のために必要な良質たんぱくの補給には絶対に欠かせない食品といっても過言ではありません。ところが、「卵を食べるとコレステロール値が高くなる」といった考え方が一般に定着しているようです。

1913年、ロシアの医師アニチコフは、うさぎに卵を食べさせる実験を行いました。人間に換算すれば何十個も食べさせられた草食性のうさぎはさぞやびっくりしたでしょうが、うさぎのコレステロール値が上昇したため、アニチコフは「卵を食べるとコレステロールが上がる」と全世界に警告し、そこでコレステロール悪玉説が初めて浮上しました。

以来、卵イコールコレステロール過多イコール有害と思い込む人が世界的に急増し、また多くの内科医も食べ過ぎを警戒して、卵は週に1個程度がよい、などと厳しく指導してきました。

もっとも、これらの警告や指導に対して疑問を抱いていた人もいて、ふだんは卵を食べない草食動物のうさぎと人間は違う、というのがその意見です。そして、そのグループが今度は人間で実験したところ、顕著なコレステロールの増加はありませんでした。

では、卵を食べすぎると本当にコレステロールは増えるのでしょうか？　それとも、増えないのでしょうか？　答えは両方ともイエスです。というのは、**卵を食べるとコレステロールが増える体質の人と、いくら食べてもコレステロールが増えない体質の人がいる**からです。

コレステロールは、一部は食事から体内に入り、大部分は肝臓で合成されます。人間の肝臓には、コレステロール生成の材料となるＨＭＧ－ＣｏＡを還元する**HMG-CoA**[*]還元酵素がありますが、この酵素の活性度にはかなりの個人差があります。従って、この還元酵素の量や活性の強弱によって同じ量の卵を食べても、コレステロールが増える人と増えない人に分かれます。これは、同じ量のお酒を飲んでもアルコールを分解する酵素の有無によって、まったく飲めない人、すぐ顔が赤くなる人、いくらでも飲める人など、いろいろと個人差があるのと同じです。

総コレステロール値が高いといっても、日本人で３００mg／dℓを超える人は少なく、私ども外科医が診察することは極めて稀ですが、北欧、欧米ではザラにあり、心筋梗塞死亡率も日本の６〜７倍です。

HMG - CoA（ヒドロキシメチルグルタリル - CoA）

アセチルCoAからコレステロールを合成する過程で発生する物質。HMG-CoAが、HMG-CoA還元酵素によって還元され、メバロン酸となる反応が多ければ、コレステロールは多く合成される。抗コレステロール剤は、HMG-CoA還元酵素をブロックして、還元を阻害してコレステロールの合成を抑える。

図J　たんぱく質の体内での吸収

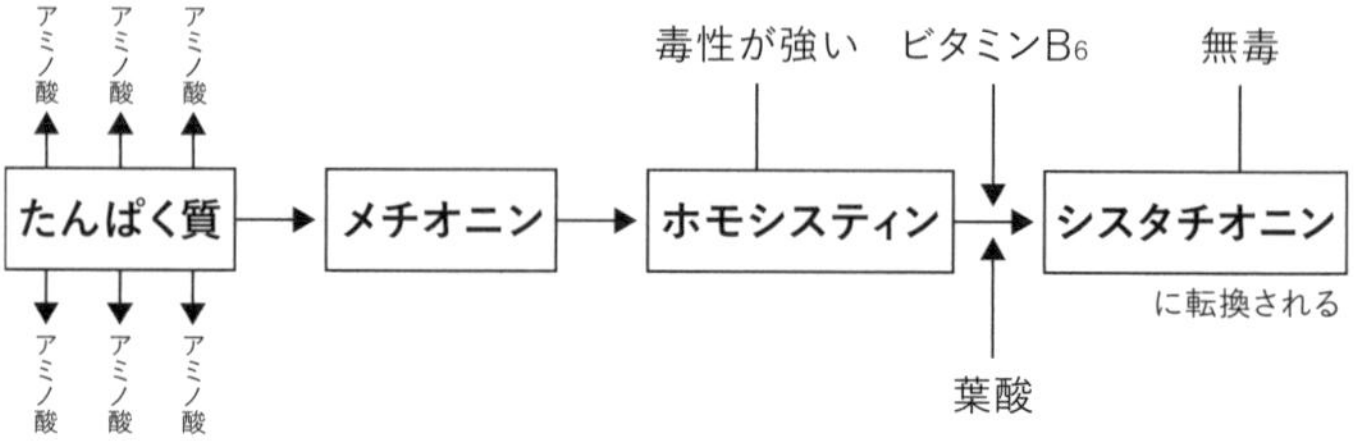

[ホモシスティンは体内のビタミンB_6、葉酸レベルが低いと転換されないまま存続する]

第34代アイゼンハワー・アメリカ大統領は晩年、コレステロール値が６００mg／dℓあり、主治医・ホワイト医師の厳重な管理の末、非常に改善されたという値が、それでも３００mg／dℓだったそうです。

コレステロールと動脈硬化の関係は有名ですが、ホモシスティン（Homocysteine）（正常値3・7～13・5nmol／mℓ）と動脈硬化、血栓との関係はあまり知られていません。

血液中のホモシスティンレベルの高いことと心臓疾患との相関性は、北アイルランドの医師により報告され、心臓病の人はホモシスティン値が顕著に高いことが知られています。食事で摂られたたんぱく質は消化されて、アミノ酸の単位に分解され吸収されます（図J）。

必須アミノ酸の1つであるメチオニンもその過程でつくられますが、メチオニンは分解代謝の過程で有害物質のホモシスティンになります。しかし、正常な代謝過程では葉酸、ビタミンB_6の助けを借りて短時間内に無害なシスタチオニンに転換されて問題になりません。

たんぱく質を多食していて、葉酸、ビタミンB_6の摂取不足があればホモシスティンは体内に蓄積されて害を及ぼし、ひいては動脈や心臓の組織に傷をつけるようになり、動脈硬化の発端をつくります。また、ビタミンB_6不足、ホモシスティン高値の人に骨《こつ》粗《そ》鬆《しょう》症《しょう》があると運動機能が著しく低下し、骨折の危険因子となります。

和食は最高の「知的素食」

これまで「知的素食」の考え方をいろいろ述べてきましたが、そのポイントは次の3つになります。

①魚を主とし、肉、とくにその脂はあまり食べない。
②必須アミノ酸を含む、良いたんぱく質を多く摂る。
③野菜や海藻の食物繊維をたっぷり摂る。

実は、こうした3点を満足させる食事を具体的に考えていくと、どうしても和食にたどりつきます。

日本人は、明治時代まで肉食を禁じられていたこともあって、現在でも和食には、牛や豚などの動物の肉はあまり使いません。その代わり、必須アミノ酸を豊富に含んだ卵や魚や貝などのプロティンスコアの高いものが使われています。大豆やその加工品である豆腐、湯葉などの和食に使われる植物性たんぱく質は、プロティンスコアの高いものが多いです。

さらに和食の主食は米で、おかずは煮物、おひたし、あるいは味噌汁の具にと、野菜がふんだんに使われます。ひじきや昆布などの海藻類、各種きのこなど、食物繊維を多く含んだ食品も豊富に摂り入れられています。量的にも、前述の「2：1：5」の公式にかなった内容で、栄養バランスもとれています。

加えて、生のまま使ったり、焼いたり、煮たり、蒸したりと調理法もさまざまで、バターや油をたくさん使う西洋料理と比較すると、カロリーも低く抑えられています。

もう1つ忘れてならないのが、規格化された洋食器と異なり、形、大きさ、色合い、季節の図柄にあふれた和食器には、食事の中で楽しむ四季の味わいがあります。さらに料理、食材に四季があり、「旬」という感覚が堪能できます。いろいろな面から見て、**和食こそ、日本人が生み出した世界に誇れるすばらしい健康食といえます。**

アメリカでは医学関係の学会のメニューに日本食が採用されたり、欧米諸国で「すし」を代表とする日本食が定着しつつあるのも、欧米人が和食は健康食品としてすぐれ、しかもおいしいことを認めるようになったからです。ゴルフ殿堂入りした親日家プロゴルファーのゲーリー・プレイヤー（南アフリカ・ヨハネスブルク出身）は日本に来ると日本食しか食べず、アメリカ人が自分と同じ食生活をしたら、医療費の無駄を大幅に削減できるといっていました。

しかし、悲しいことに日本の食事情は逆に欧米化され、日本の家庭から伝統的な和食や〝**おふくろの味**〟が姿を消しつつあり、それに代わって手軽なファストフードやレトルト食品などの〝**袋の味**〟が増えています。

知的素食を実践して、家族の健康維持・増進をはかるためにも、家族間の絆をいっそう強くするためにも、〝袋の味〟偏重はぜひ改めたいものです。

減塩運動で長寿日本一になった長野県

味の面でも栄養の面でも、確かに和食は優れた健康食ですが、1つだけ欠点があります。洋食に比べ、**塩分**が多いことです。

図Kでは、和食は洋食よりもカロリーが低く抑えられる反面、塩、味噌、醤油といった調味料を使うものがほとんどで、塩分は洋食よりかなり多くなります。干物や漬けものなど、塩分の多い食品が並ぶ頻度も高く、どうしても塩分の摂取量は増えてしまいます。欠点の塩分を抑える工夫がうまくできれば、和食はより優れた知的素食になります。

図K　朝食の和、洋の比較

栄養素		和食	洋食
たんぱく質	(g)	26.3	25.7
脂質	(g)	11.7	**32.7**
糖質	(㎎)	67.4	73.0
カルシウム	(㎎)	209.0	229.0
鉄分	(㎎)	4.0	3.4
ビタミンA	(㎍)	1069.0	1182.0
ビタミンB_1	(㎎)	0.1	0.3
ビタミンB_2	(㎎)	0.1	0.8
ビタミンC	(㎎)	16.0	38.0
塩分	(g)	**6.3**	2.7
熱量	(㎉)	498.0	696.0

和食

メニュー	材料(分量)
ごはん	ごはん(160g)
豆腐とねぎの 味噌汁	味噌(12g) 豆腐(40g) ねぎ(10g)
あじの干物	あじの開き干し(70g) 大根(50g) あさつき 醤油
切り干し 大根の煮物	切り干し大根(10g) にんじん(15g) ちくわ(10g) サラダ油、醤油、砂糖
ぬか漬け	きゅうり(20g) にんじん(10g)

洋食

メニュー	材料(分量)
パン	食パン(6枚切り1枚半) バター(8g) いちごジャム(14g)
ミルクティー	牛乳(100cc) 紅茶 砂糖(6g)
スクランブル エッグ	卵(2個) 牛乳、バター、塩、 こしょう
アスパラガス ソテー	グリーンアスパ(30g) サラダ油、塩、 こしょう
オレンジ	バレンシアオレンジ (80g)

＊代表的な朝食で和食と洋食を比べると、和食は塩分が多く、洋食は脂質が多い。

〝**知的素食の敵は塩分にあり**〟ということですが、ここではまず、塩分と健康について考えてみましょう。序章でも述べましたが、日本人は「塩分感受性」の高い人種である上に、塩気の多い食事が好きな国民です。

いま日本では、減塩が声高に叫ばれ、スーパーには各種の塩分控え食品が並んでいます。しかし、塩は人間の生活に不可欠な物質で、私たち人間は塩なしでは生きていけません。

さりとて、**塩分の摂り過ぎ**は、さまざまな障害をもたらします。まず、直接、食道や胃の粘膜が刺激されて発ガンの原因となるほか、塩の成分のナトリウムが血液中に増えると、浸透圧の作用で細胞内の水が血管内に引き込まれ、その結果、血液量が増加し、血管内圧つまり血圧が上がります。

そのまま塩分の摂り過ぎが長い間続くと、**蓄積毒**となって加齢とともに高血圧を招き、ひいては脳卒中や心臓病、腎臓病を起こしやすくなります。

高血圧から腎臓病を併発した人は、次第に腎機能が廃絶して、腎移植または人工透析を余儀なくされますが、日本において腎移植は法的な規則が厳しく、諸外国ほど安易には行えない環境です。そのかわり、健康保険を適用した週３回の透析は規制のある欧米諸国と事情が異なり、無期限に受けられます。

イヌイットや南米のインディオには、塩が手に入らないために塩を摂らない人たちがいますが、彼らには「自然の食べものに含まれている塩分」があります。彼らの塩分摂取量は自然食品に含まれる１日３ｇ程度と推測され、もちろん高血圧やそれに伴う腎臓病は存在しません。

塩は、少な過ぎても多過ぎても健康を害するとすれば、どのくらい摂るのが望ましいでしょうか。１９７９年、厚生省が「１日の塩分摂取量は10ｇ以下を目標とする」と発表して以来、１日10ｇが目安になっています。しかし、実際には、10ｇ以下に抑えるのは、なかなか難しいようです。

高血圧や腎臓病では、塩分の摂り過ぎが禁物ですから、私の病院でも必要な患者さんには減塩食を出しますが、**塩分を７ｇまで落とすと必ず「まずい」と苦情が出ます。**とくに和食のメニューでは、やはりある程度の塩味がないと、それこそ味気ない食事になるようです。

いまから半世紀前の１９６０年代、塩漬け野沢菜で有名な長野県は、歳をとれば誰でも罹る「あきらめ病」とされていた脳卒中の死亡率が全国トップという不名誉な状態でした。そして対照的な存在が、当時は長寿ブランドの沖縄県でした。

塩分摂取量が1人当たり1日平均15ｇと異常に多かった長野県は、抜本的な減塩対策を講じ、１９８１年に「減塩運動」をスタートさせました。この県を挙げての運動は功を奏して、２０１２年には県別平均寿命は男女共に日本一の長寿県に変貌しました。不必要な塩分摂取による害を改善することの重要性を示した好例でした。

半面、その後の沖縄は戦後、アメリカから入ってきた高カロリー、高脂肪の食生活が定着し、とくに外食の多い男性への影響は大きく、従来の粗食は脂肪食に代わり、男性の平均寿命は急落しました。

COLUMN

塩

塩は英語でsalt、ラテン語でsal、ローマ時代にも生活上の貴重な必需品であった。明治初期の日本陸軍は、給与の一部に白米の現物支給を行ったが、古代ローマでは現物支給の代わりに俸給として「塩代としての銀貨」argentum salarium、「靴代としての銀貨」argentum calcearium、「衣服代としての銀貨」argentum vestiarumなどを兵士に支給していた。

塩が重要物資であったため、次第にargentam salariumが給与すべてを代表する言葉となり、やがてargentumが脱落してsalarium（塩を買うための給金）だけが残り、給金を意味するようになった。

食品のサラダも、salare（野菜を塩漬けにする）の過去分詞から派生的に発生した。

第7章

カルシウム、ビタミンのパワー

――知的素食養生訓――

骨粗鬆症の予防に毎日40分以上歩く

最近、身長が高く手足も長い、クールな若者たちが街を闊歩《かっぽ》しています。スタイルが良くなったのは結構ですが、その半面、骨の脆《もろ》い人が増えています。小、中学生の健康や体力に関する調査でも、よく「ちょっとつまずいて転んだだけで、骨折する子どもが少なくない」などと報告されています。こういうことの起こる原因は、いうまでもなく子どものカルシウム（Ca）不足です。

ヘルシーブームといわれて久しい昨今、食品のカロリーや栄養に対する関心度は高まるばかりのようですが、実は、こうした〝健康志向時代〟にもかかわらずカルシウム不足は一向に改善される気配がありません。老いも若きも、男性も女性も、大多数の日本人が**カルシウム欠乏症**にあるといっても過言ではないでしょう。

１９８４年のロサンゼルス・オリンピックで柔道の金メダルに輝いた山下《やました》泰《やす》裕《ひろ》選手は、祖父の育児方針で、幼児期から魚のすり身をたくさん食べていたというエピソードがありますが、幼いときの良質なたんぱく質とカルシウムの十分な補給が、あのように頑強なからだをつくったと考えられます。

Caの多いたんぱく質を若いときによく摂ることが、健康づくりの決め手といえます。

人間のからだを構成する成分は、水、たんぱく質がほとんどで、ミネラル（無機物）は3％で僅《わず》かです。ミネラルの99％を主要ミネラル（Ca、Mg、Na、Kなど）が占め、残りが微量ミネラル（鉄、銅、亜鉛など）です。他の人体構成成分に比べればミネラルは非常に少ない量ですが、不足すれば生体運営に支障を来し、極めて重要で不可欠な成分です。

ビタミンのように大幅な**必要個体差**がなく、**適正量の幅が少ない**のが主要ミネラルで、中でもとくに必要なのがCaです。

カルシウムと健康との関係で、いま最も深刻な問題となっているのが、とくに中高年の女性の間に急増している**骨粗鬆症**です。骨粗鬆症は、**加齢とともに骨量が減少して骨がスカスカに脆くなる生理的現象**で、ホルモンの関係で閉経後の女性に多く発症しますが、高齢の男性にも起こります。骨粗鬆症が進行すると、骨の変形や骨折が容易に起こり、それが原因で寝たきりになる人も少なくありません。骨粗鬆症は治療が難しいので、予防が極めて大切です。

予防には50年、60年先を見通して、子どもの頃から高カルシウム食と共に適度な運動を継続し、骨と歯にカルシウムをたくさん備蓄するのがポイントです。過激な運動は余計な活性酸素が発生し、足の疲労骨折を起こすので避けるべきですが、といってじっと動かずにいれば骨からカルシウムが抜けていきます。進行した骨粗鬆症は大変治療が難しく、予防は最善の治療です。

初期の宇宙飛行では、宇宙飛行士がスペースシャトル内でほとんど身動きできなかったため、帰還して地上に降り立ったときに人の助けを借りないと歩けませんでした。従って、**毎日、最低40分以上の垂直負荷を脚にかけること、つまり、立っているか、歩くことが骨粗鬆症予防のためには大変必要です。**子どもの頃の通学は遠ければ遠いほど、歩けば歩くほど、歳をとってからありがたい効果があらわれます。

女性は更年期以後、エストロゲン（女性ホルモン）の分泌が急速に低下し、骨量の減少は加速されます。エストロゲン分泌は、脂肪組織によっても補われるので、痩せすぎて皮下脂肪の少ない女性は不利になり、若い女性の行き過ぎた「痩せ願望」は美容上には良くても、長い生涯における更年期以後の健康を考えると慎むべきでしょう。

カルシウムが不足するとキレやすくなる

カルシウムは、神経にとって大切な栄養素であり、不足するとイライラしキレやすくなります。文豪・夏目《なつめ》漱石《そうせき》がロンドン留学中に極度の精神衰弱になったのは有名な話ですが、その原因は官費留学生の義務と責任感がストレスとなったほかに、英国の慣れない食事が原因でカルシウム不足になったためといわれています。

かつて、１９７２年２月に軽井沢で連合赤軍事件が起き、異常な残虐性が報じられました。報道によると１００日近くの間、彼らはカップラーメン類を主食とし、生鮮品、とくに緑黄色野菜をまったく食べられず、ほとんどカルシウム源を口にしていませんでした。

イライラがつのれば、当然正常な集団活動に支障を来し、思わぬ異常行為をすることになるという実例です。

成人が１日に必要とするカルシウムは６００㎎。乳製品、小魚、海草、緑黄色野菜など、カルシウムを豊富に含む食品をバランスよく組合わせて、上手にカルシウムを摂るように心がけたいものです。

ところで日本人の大部分にみられる乳糖不耐症の人は、牛乳以外のカルシウムを豊富に含む食品を積極的に摂ることです。市販牛乳１００ｇ当たりのカルシウム含有量は１００㎎ですが、和食の伝統的な食材の煮干しは１００ｇ当たり２２００㎎、ひじき１４００㎎、ごま１２００㎎、高野豆腐５９０㎎、切り干し大根４７０㎎、小松菜１７０㎎などで、極めて豊富なカルシウム源です。

緑黄色の野菜にもカルシウムが多く、十分な補給ができます。自然界で、草食動物のゾウにも立派な牙《きば》が生えており、リスも強い歯でドングリを齧《かじ》っています。秣《まぐさ》と野菜しか食べないサラブレッドも立派な骨をもっていることでもわかります。

〝牛乳を飲むと骨が丈夫になる〟は幻想だった

ところで「カルシウム」といえば「牛乳」。カルシウムを手軽に効率よく摂るために、牛乳を毎日たくさん飲むのがよいといわれています。

では、牛乳はカルシウム補給源として本当によいのでしょうか？　牛乳のカルシウムは吸収がよいというのは事実ですが、吸収がよいのと骨が強くなるのとは別問題です。

「**牛乳のカルシウムが骨を丈夫にする**」というのは幻想に過ぎず、日本では、明治時代以前に牛乳を飲む習慣はなかったのに骨粗鬆症が多かった事実はありません。現在でも、牛乳が嫌いな人や習慣的に飲まない人に骨粗鬆症が多い、ということもありません。

また、世界的に牛乳の消費量の多い北欧三国は、皮肉にも世界的な骨折多発国となり、世界中で最も牛乳の多量消費国のノルウェーの骨折率は日本の5倍で、**牛乳を飲むほど増える「ミルク・パラドクス」**が生じます。なぜ、牛乳の多飲が骨折に繋がるのでしょうか？

牛乳成分は確かにカルシウムも豊富で同様にたんぱく質も豊富です。しかし、人間のからだには自然の摂理で体内環境を同じ状態に保つ生体恒常性(Homeostasis)（100頁参照）という調整機能があり、血液中のカルシウム濃度は一定で9～11㎎／dℓと決まっていて、カルシウムの量がそれを超えると拒絶反応が起こります。

牛乳を多量に飲みカルシウムが急激に吸収されれば、血中カルシウム濃度は急速に上がります。すると生体恒常性が働き、急増した余分なカルシウムはリンと結びついて腎臓から尿と共に排出され、元の濃度に戻ろうとします。このとき、急に濃度が上がった反動で排出される余分なカルシウムと共に、骨や歯に蓄えられていたカルシウムまで一緒に排出され、長い間には骨が脆くなっていきます。

つまり、**たくさん牛乳を飲む人ほどカルシウムが足りなくなる「カルシウム・パラドクス」が起きて「ミルク・パラドクス」となる**ことがあります。

また、健康づくりの〝優等生〟であるハズの牛乳も、人によっては不健康を招く食品になるおそれがあります。温帯地域とは違って穀類、野菜、魚介類がとれない、北方地域を遊牧する民族は、先祖代々動物の乳、乳製品、肉を主食としてきました。つまりこれらの遊牧民族は長い歴史の間に、牛乳の乳糖を分解する酵素のラクターゼや肉を消化、吸収するシステムをからだの中につくりあげてきました。

しかし、温帯生活圏に住み、動物の乳や肉を必要としない農耕生活を続けてきた日本人を含むアジア民族は、遊牧民族がもつ酵素やからだのシステムをもたず、澱粉を分解する酵素のアミラーゼやマルターゼが高く、草食型の特性をもっています。

従って、**日本人には牛乳の中の乳糖を分解する酵素が不足している人＝乳糖不耐症が多く**、その人たちが牛乳を飲めばお腹がゴロゴロして、時には下痢や腹痛を起こします。人種的に日本人の成人の50％以上がこの乳糖不耐症だといわれています。

以前行なわれた弘前大学医学部グループのミルク耐性調査では、牛乳には約5％の乳糖が含まれていて、欧米人はそれを1時間に平均50ｇ分解できますが、日本人は20～25ｇでも分解できる人は少ない、つまり、日本人の体質は欧米人の半分も乳糖分解能力がないということでした。

牛乳のたんぱく質成分は発ガン促進物質といわれるカゼインが80％以上を占め、その他アレルギー誘発性の高いラクトグロブリン、ラクトアルブミンなどが含まれています。そのため人間にとっては〝異種たんぱく質〟の牛乳にアレルギー反応を起こす人が珍しくなく、乳糖不耐症の人が牛乳を口にすれば大腸炎にかかりやすくなります。そのほか牛乳は比較的カロリーが高く飽和脂肪酸も多く、コレステロールをたくさん含んでいるため、飲み過ぎると肥満の引き金になりかねません。

いずれにせよ乳糖不耐症の人は、カルシウムの補給に牛乳以外の海産物や緑黄色野菜などのカルシウムを豊富に含む食品を積極的に摂ることです。牛乳・乳製品が苦手で、小魚も嫌いという場合は、１日６００㎎を達成するのは難しいかもしれません。そんなときは、補助食品としてサプリメントのカルシウム剤を活用するとよいでしょう。

牛乳を飲むなら低温殺菌牛乳

昨今、牛乳を批判する「**牛乳有害論**」を唱える人が珍しくありません。なぜそういうことになったのでしょうか？

敗戦後、１９４５年から１９５２年までの占領下、食糧難の日本国民にとってはＧＨＱ占領政策の１つ「対日小麦戦略」はありがたいものでした。学校給食を始めとする「パンと牛乳」の恩恵を国民は喜んで受け入れました。そしてパン食と共に牛乳が普及するにつれ、そこに利権を見出した当時の農水省および同省所管の公益法人や全国牛乳普及協会などは、牛乳業界保護の国策として仕掛け人のアメリカもあきれるほどの牛乳普及に邁進し、「牛乳は豊かなカルシウム源」「牛乳を毎日飲もう」といったスローガンのもと、牛乳は多量に飲まれるようになり、敗戦後の食糧難時代の栄養失調の国民には大いに歓迎されました。

しかし、その結果、からだは大きいがアトピーや喘息もちの虚弱な若者がいまでは大変多くみられます。もちろん牛乳だけが悪い訳ではなく、戦後の食事の欧米化による、肉、油、卵、砂糖の摂り過ぎもそれに拍車をかけています。

１９４５年以降、農水省主導の牛乳礼賛のもとに「牛乳神話」は意図的につくられましたが、高温殺菌された市販の加工牛乳には次のようないろいろな難点があります。

①本来、牛乳は仔牛の飲むもので人間には適しません。動物は決まった授乳期間が終わると断乳します。乳離れした後も、他の動物の乳を食料としてきたのは遊牧民族の人間だけです。

②哺乳類は種の違いにより乳の成分が基本的に異なり、牛乳は人間の母乳の代用品にはなりません。生まれたばかりの仔牛の体重は約50kg、すでに人間の成人並みでわずか6週間で体重は倍になり、2年後は10倍以上の５００kgの巨体になります。牛乳には母乳の4倍以上のカルシウムと6倍のリンが含まれていて急成長する仔牛には必須なものですが、12ヵ月かけて体重が倍になる、ゆっくり成長型の人間の赤ちゃんにとっては余分な栄養成分となります。牛乳のたんぱく質は、主として〝カゼイン〟たんぱくで母乳の約4倍あり、逆に母乳の〝糖質〟は牛乳の約2倍あり、発育の早い動物の乳ほどたんぱく質やミネラルが濃く、人間のように成長のゆるやかな動物の場合は、生きるためのエネルギーを確保する糖分が多くなっているのが自然の摂理です。

③前述のミルク・パラドクスが立証されているので、骨、歯の健全な維持には適しません。

④牛の生乳をそのまま飲めればよいのですが、「牛乳」とはいっても人間の口に入る市販牛乳は、生の牛乳とはほど遠いものです。日本ではほとんどの製品は、善玉悪玉を含め細菌皆殺し作戦のため高温処理された「超高温瞬間連続殺菌」（１３０℃２秒殺菌）（次頁図Ｌ）で、さらに産地から輸送された原乳はいろいろ加工され、市販の牛乳は原乳よりひどく変化しています。

牛乳の脂肪球の大きさを均一化するためのホモジナイズド加工で脂肪分子は切断され、ビタミンＤ、Ｅなどの脂溶性ビタミンも処理加工中にほとんど破壊され、牛乳の品質は著しく低下して、**「現在の高温殺菌牛乳はたんぱく質のカス」**といい切る専門家もいるほどです。ちなみに高温殺菌牛乳は、日本では飲料用ですが、欧米では主に調理用に使用されています。

これに対して**低温殺菌法***は、牛乳のたんぱく質とその他の成分維持には好ましく、日本でも１９６１年まではほとんどがこの方法でした。しかし、低温殺菌法は、流れ作業的な高温殺菌法に比べて非効率的で、低コストの大量生産を追求するメーカーにとっては経営方針、企業理論に反するため、必然的に高温殺菌牛乳が全盛となったのが現実です。現在、低温殺菌牛乳は全体の３％以下になっていてスーパーマーケットでも置いてあるところはわずかで

低温殺菌法

フランスの細菌学者Louis Pasteur（1822 ～ 1895）によって開発された牛乳の殺菌法（1857）。二重釜の湯煎殺菌法で63℃ 30分殺菌を行った。牛乳の品質面から好ましく、日本では高温殺菌法が導入された1961年以前には、低温殺菌法が行われていた。

図L　牛乳の代表的な殺菌方法

殺菌方法	殺菌温度	殺菌時間	特徴	その他
I 低温長時間 保持殺菌 （LTLT）	62～ 65℃	30分	搾りたての風味が損なわれず、甘みがあり濃厚。有害菌のみ殺菌し、有益菌は死滅しない。たんぱく質・カルシウムの変性が少ない。	大量生産に不向き。 牛乳殺菌の原点。 消費期限短い（5～7日）。
II 高温短時間 連続殺菌 （HTST）	72～ 75℃	15秒	低温殺菌についで、原乳に近い風味。たんぱく質・カルシウムの変性が少ない。	LTLTに比し大量生産が可能。消費期限約7日。ヨーロッパなどでは一般的殺菌法。
III 超高温瞬間 連続殺菌 （UHT）	120～ 130℃	2～3秒	高熱で生乳にダメージを与える。たんぱく質・カルシウムの変性が大きく、有益菌まで死滅させる（滅菌に近い）。	高い効率性を有し大量生産に適する。 消費期限長い（10～14日）。

［乳等省令による殺菌の定め］牛乳は、摂氏62℃から65℃までの間で30分間加熱殺菌するか、またはこれと同等以上の殺菌効果を有する方法で加熱殺菌すること。

す。

⑤牛乳、粉ミルクを哺乳瓶で与えられる人工栄養児には、母乳を吸うより楽に吸えるため、口、舌を強く使わないので、吸引に必要な舌や口の筋肉の発育が悪くなり、しゃべるための運動神経の発達も遅れて発音が悪く、大きくなるまで上手く話せない子もいます。

⑥妊娠中に母体が大量の牛乳摂取を続けていると知能の低い子どもができることがあります。

⑦牛乳の異種たんぱくにより、

大量摂取を続ければアミン類の発生を招き、欧米に多い大腸ガンの発生原因になります。

⑧母乳に含まれる免疫グロブリンは、牛乳にはほとんどないので乳児が牛乳だけを飲み続ければ、当然病気にかかりやすくなります。

昔から西洋の諺でも「**牛乳を運ぶ人は、牛乳を飲む人よりも健康である**」といわれています。

母乳離れ、人工栄養による弊害に気づいた各国では母乳保護運動が盛んになりました。１９８１年ＷＨＯの総会で、母乳保護を謳った「母乳代替品の販売促進運動に関する国際基準」が圧倒的な賛成で制定されたとき、日本政府は「乳業の発展を妨げる」と棄権して、国際的な顰蹙《ひんしゅく》を買い、戦前の国際連盟脱退に類する行為と批判を浴びました。

以上の経緯から、市販の牛乳を飲みたい人は、なるべく低温殺菌牛乳を嗜好品として飲むのはよいが、完全栄養品と信じて、カルシウムを増やすために飲むというのは考えものです。とくに、**乳児に母乳の代わりに市販の牛乳、粉ミルクを与えるのは事情の許すかぎり止めるべき**だと思います。

今日まで生き残ってきた食品には、それぞれに食品として存在する必要性があったからでしょう。牛乳神話は崩壊したといっても、牛乳が今日でも存在するのは何か必要なものがあるからで、その1つが牛乳に含まれるガンマリノレン酸です。ガンマリノレン酸はバターと共に左記のプロスタグランディンの原料となり、大事な役目を果たします。

人間のからだの中の生体環境は、前述の生体恒常性（ホメオスタシス）により何時でも同じ状態に維持されていますが、それには常に微調整が必要です。人体内の諸機能がスムーズに働き、生体恒常性が順調に稼動するのは＊**生理活性物質**（PG）というホルモンによる微調整が頻繁に行われるからです。

病気になりやすい人、なりにくい人の違い

人間のからだは37兆個の細胞集合体で、各細胞の中にある遺伝子の設計図によりからだの各組織が、およそ**10万種類のたんぱく質**からつくられています。

られていたPGは研究がすすむと全身規模で発見され、すべての細胞でつくられていることがわかったが名前は変更されていない。「局所ホルモン」とも呼ばれ血液循環のコントロールを始め、体温、眼圧、血糖値、自律神経、いろいろなホルモンの合成や分泌…いずれのコントロールにもPGが関係しているが、作用がすべて「微調整作用」のため、生体反応の「黒子」として「脇役」にまわっている。

20種類のアミノ酸（136頁図E参照）を並び替えるだけで10万のたんぱく質がつくられるのを不思議に思う人もいるでしょう。しかし、たんぱく質は100個以上、多いものでは1万個ものアミノ酸が鎖状につながっている複雑さを考えれば納得されるかと思います。

ここで興味深いのは、その10万種類のたんぱく質をつくる能力にはかなり個人差があり、その結果、ある人はAというたんぱく質をつくる能力には長《た》けているが、Bというたんぱく質をつくる能力は低いということが起こります。その結果、Bというたんぱく質不足が招く病気になりやすい体質がつくられます。

つまり、**病気になる人・病気にならない人の差はたんぱく質の合成能力の違い**から生まれてきます。

たんぱく質をつくる能力は、その作業の共同分子として働くビタミンやミネラルの量と密接に関係しています。もしビタミン、ミネラルが不足すると、たんぱく質をつくる能力も低くなります。化学反応には「**触媒***」となる物質が不可欠ですが、アミノ酸からたんぱく質を合成するプロセスにおいて、触媒として働いているのが各種のビタミンの存在です。

生理活性物質　プロスタグランディン *Prostaglandin*

1930年アメリカの産婦人科医ジョン・ベインは、精液に含まれるある物質が子宮の筋肉を収縮させることを偶然発見した。その後、スウェーデンのフォン・オイラーが、前立腺Prostate gland由来のものという意味でProstaglandin（PG）と命名した。フォン・オイラーは、カロリンスカ研究所のスーネ・ベリストロームにPGの研究をさらに追究させPrimary PGの構造を決定、天然界に存在する20数種のPGの生理活性を明らかにした。前立腺特有のものと考え従って10万種類ものたんぱく質を合成するためには、とにかく大量のビタミンが必要になります。つまり、健康維持・増進に欠かせない良質のたんぱく質が合成できるかどうかは、ビタミンの量次第ということで、**これが分子栄養学における「メガビタミン主義」**の発想です。

この考え方をわかりやすく説明するために、三石巌先生は、分子栄養学の立場から**「ビタミン・カスケード」**モデルを提唱されました（次頁図M）。

カスケード（Cascade）は「段々滝」のことですが、これが転じて、化学実験で液体が次々に流れ落ちるように、階段状に並べた容器をカスケードと呼ぶようになりました。

カスケードモデルの各段には、穴が開いていてその穴に水が流れ込み、その先にある水車を回し水車が回ればたんぱく質が合成されると仮定します。また、水をビタミンと仮定すると、ビタミンはカスケードの下ほど減るので、初めは大量でないと下の段まで届かずその中の水車は回りません。

生体内で10万種類のたんぱく質をつくるために起こる化学反応は、３００種

目をして化学反応を助けている。
この場合の灰が「触媒」で、体温36℃台の人体内で、高温、高圧といった特殊な条件がなくても種々の化学反応が行われるのは、**人体に備わっている数千種の「酵素」が触媒の役割を果たしている**からである。角砂糖を食べれば、人体内ではマッチの炎よりずっと低い温度の中で酵素の触媒作用により燃えてエネルギーに変化する。

図M　ビタミン不足が病気をつくる

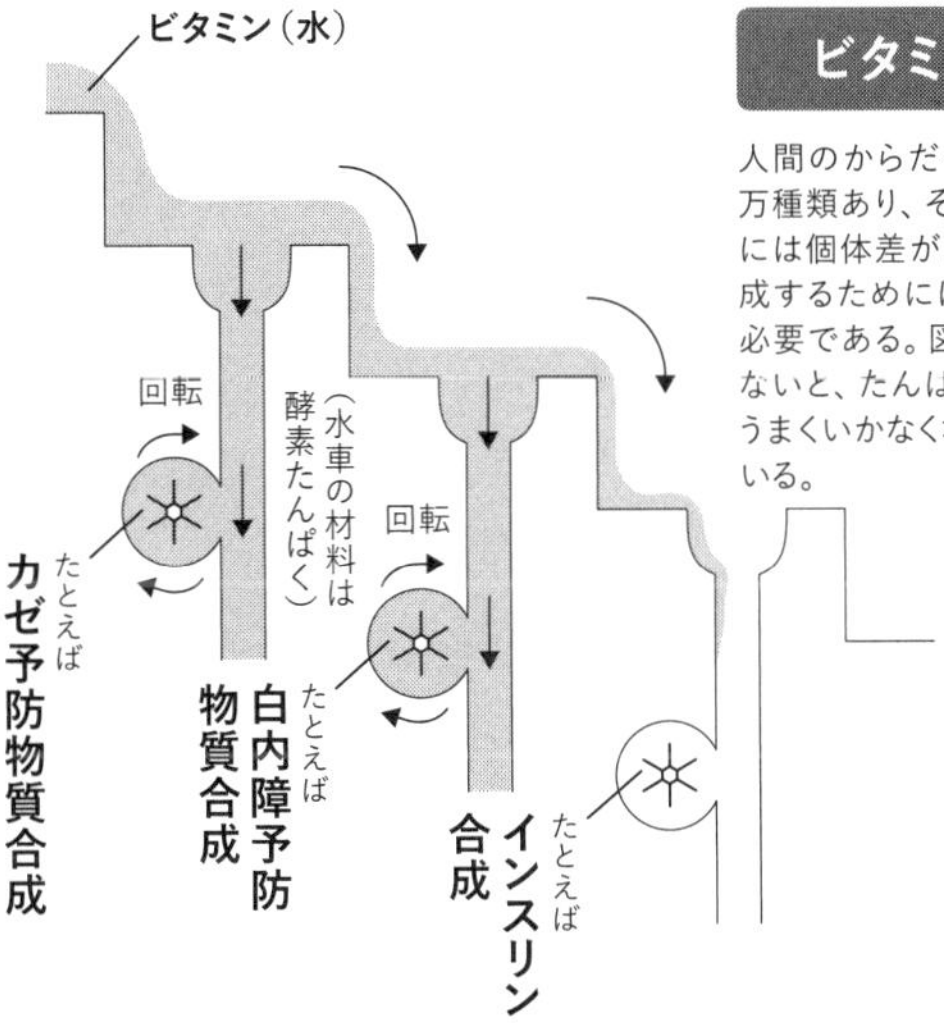

ビタミン・カスケード

人間のからだを形成するたんぱく質は10万種類あり、それぞれの種類をつくる能力には個体差がある。また、たんぱく質を合成するためにはビタミンが共同分子として必要である。図はビタミンを大量に摂取しないと、たんぱく質の合成がある段階からうまくいかなくなり、病気を招くことを表している。

類以上あります。つまり、ビタミンの摂取量が十分でなければ、下の方の水車が担当するたんぱく質の合成はうまくいかないわけです。

以上の理由から、**健康づくりには大量のビタミンが必要**となります。もちろん、たんぱく質合成における触媒の作用のほかに、ビタミンはその種類によってさまざまな役割を果たしています。

触媒

化学反応の際に反応が起きやすくなるように補助する物質。角砂糖にマッチやロウソクで火をつけることができますか？　いくら根気よくやっても焦げるだけで点火しません。しかし、タバコの灰を塗ってから火をつけると砂糖は炎をあげて燃え始める。ということは、マッチの火の温度は角砂糖の発火点に至らないことを示している。タバコの灰は、その発火点を下げる役

ビタミンの発見、その凄い働き

19世紀の人々は、生きるための糧として**3大栄養素・たんぱく質、糖質、脂質**が必要なことを知っていました。しかし、3大栄養素を食べていても、「何か」が足りなくてさまざまな異変が、からだに起こることも知っていました。

昔は、「鳥目」といって、夜になるとものが見えなくなる人がよくいましたが、なぜでしょう？　田舎から都会に出稼ぎにきた元気な若者が、次々に「**江戸煩《わずら》い**」「**大坂腫《ば》れ**」といわれる〝原因不明の病気〟になりました。その理由は何だったのでしょう？　また、長い航海に出た船の上では、3食を満足に食べているのに、水夫たちの歯ぐきから出血して死ぬ者があらわれましたが、なぜでしょう？

海外でも日本でも生化学や医学の研究者たちは一生懸命にその「何か」を探しました。初めて、***フンク**により、その「何か」が発見され、ビタミン*（**Vitamine**）と命名され、それから次々と新しいビタミンが発見されていきま

カシミル・フンク　*Casimir Funk*（**1884～1967**）

ポーランド生まれのアメリカ人生化学者、1912年、フンクは米糠のエキスから脚気（多発性神経炎）を予防する因子を取り出し、構造から“アミン”の一種と考えVitamineと呼んだ。1910年、鈴木梅太郎も米糠から同じ物質を発見して「オリザニン」と命名したが、この名称は残らなかった。

した。

ビタミンは発見された順番で、A、B、C順に呼ばれるようになり、現在ビタミンとしてリストにのっているものは次のようなものです。A・B_1・B_2・B_6・B_{12}・C・D・E・K・ニコチン酸・パントテン酸・葉酸・ビオチン（H）・ユビキノン・コリン・イノシトールです。

◎ビタミンA

一番初めに発見されたのでVitamin Aと命名されました。

昔は、日が暮れると目が見えなくなる人が大勢いました。鳥は夜、目が見えなくなることから「鳥目」と呼ばれましたが、ビタミンAが発見され、肉類、乳製品、緑黄色野菜など、食事の内容が豊富になるとこの問題は自然に解決されました。

目は光による外界からの情報を網膜で受け取ります。ビタミンAは網膜の感光色素の成分で、これが足りないと写真のフィルムの感光度の少ない状態が起きるので、明るさを感じ取れなくなり「夜盲症」という状態になります。水溶性のビタミンBなどと異なり、ビタミンAは、E、D、Kと共に脂溶性なので

ビタミン *Vitamin(e)*

フンクにより発見され、初めはVital amine（生命のアミン、生体に必要なたんぱく質の一種）という意味のVitamineと命名された。しかし、その後、窒素化合物を含むAmine以外のものも発見され、現行のVitaminに変わった。

過量摂取は有害となります。

◎ビタミンB

以前「貧乏人は麦を食え」と失言して顰蹙《ひんしゅく》をかった総理大臣がいますが、これは大きな認識不足で、麦は日本民族が千余年来、主食とした五穀の1つで、ビタミンBを含み健康に大変良いものです。

米は二千数百年前に伝来したといわれます。米を精白する技術は元禄時代に実現しましたが、まだ白米は身分の高い人の食物で、一般庶民の口にはなかなか入らず、麦、稗《ひえ》、粟《あわ》などが主食でした。江戸時代になると江戸や大坂の大都市では、精製された白米が庶民の口にも入るようになりました。

しかし、田舎から都会に出てきた元気な若者が、念願の精白米を飽食していると「江戸煩い」や「大坂腫れ」と呼ばれた、当時の都会病の「脚気」に罹り著しく健康を害し、中には死亡する者もいました。14代将軍徳川家茂《いえもち》は心臓脚気を患い、わずか21歳で「脚気衝心」のため急逝しました。皮肉にも、都会へ出てきて罪を犯し、投獄されて麦飯を食べさせられる囚人に脚気はみられませんでした。

学のドイツ語医学教育に対し、日本で唯一の英語教育を行った。ビタミンの知識のなかった明治時代の国民病「脚気」の原因に関し、森鷗外（陸軍）などの細菌説に対し、栄養説（海軍）を唱え、真っ向から対立したが、ビタミンB_1群が発見されてこの論争の決着がついたのは、日露戦争終結後、両者の没後であった。南極大陸の岬に彼の功績を讃えて「高木岬」と名付けられた岬がある。

幕末時代、幕府は白米食願望で入隊した兵士の給与に米の現物給付を行い、副食物は金銭を与えて好みのものを購入、摂取させるシステムでした。維新後も、新政府軍は旧幕府の制度を受け継いで主食は品給、副食は金給の制度を継承し、品給は1日1人**「白米6合」**が支給され、当然、脚気は新政府軍、とくに陸軍に蔓延《まんえん》しました。

脚気病の原因は何か？　昔の日本の大都会に集中発生し、田舎にはないこの病気の原因については、陸軍1等軍医森林《もりりん》太郎《たろう》（鷗外）が強力に支持した細菌説を始め、いまからみればまったく的外れの説が内科学会で真剣に論じられましたが、英国に留学した海軍軍医総監*****高木《たかき》兼寛《かねひろ》**は、留学先の英国では1人の患者もいないこの病気の原因は、外国では麦からつくるパンを食べる、日本は白米を食べる、そこに違いがあると「栄養説」を唱え、海軍には麦飯の他パン食を導入しました。一方、当時の漢方医の遠田《とおだ》澄庵《ちょうあん》は、麦飯による脚気の治療を推奨していました。

その結果、海軍では脚気が激減したが、陸軍は頑として白米食を続けた結果、日清、日露両戦争中にも戦地で脚気の病勢は激しく、日清戦争当時、陸軍では

高木兼寛（1849～1920）

宮崎県出身。若くして薩摩藩付軍医師として戊辰戦争（1868）に従軍、戦場において発生する銃創、切創等に対する漢方医の治療の無力を蘭法医の手術に比べて体験し蘭法医学修得を志す。英国人医師ウィリアム・アンダーソンの知遇を得て、1875年（明治8）ロンドンのSt. Thomas病院附属医学校に留学、猛勉強の末首席で卒業し、帰国後は海軍軍医となる。後に、私学の東京慈恵会医科大学となる成医会講習所を創設（1881・明治14）。初代学長となり、官

戦死者の3倍以上の兵士が脚気により戦病死しました。また、日露戦争（１９０４〜１９０５）では戦死者が４万７０００人、脚気死亡者が2万７４００人あり、大本営が「古今東西ノ戦役中殆ト類例ヲ見サル」惨状と報告しましたが、大半の日本兵に脚気症状があり、二〇三高地のロシア軍守備兵は「突撃してくる日本兵は酒に酔っているように足がふらついていた」と証言しています。一方、海軍では両戦役を通じ脚気患者は皆無でした。これらはすべてB_1の存在が未だ不明で、米を精米するとビタミンB_1が失われたための悲劇でした。

　現代でも脚気になる危険性はあります。１９７２年にはインスタント食品と清涼飲料水の過剰摂取をしていた若者に、これらに含まれる糖質を分解するのに多量のB_1が使われ、ビタミンB_1欠乏症（脚気）の集団発生があったことが報告されています。

　１９１０年（明治40）東京帝国大学農科大学（現東京大学農学部）主任教授であった鈴《すず》木《き》梅《うめ》太《た》郎《ろう》（１８７４〜１９４３）が米糠のアルコールエキスから抽出に成功した有効成分（後にオリザニンと命名）が新しい栄養素であるビタミンＢの複合体の始まりとなりました。

　ビタミンＢには、その他B_2、B_6、B_{12}、葉酸、ナイアシン、パントテン酸、ビオチンなどがあり以上8種を総合してビタミンB複合体、またはビタミンB群と呼ばれます。

ロジャー・ウイリアムス（1894〜1988）はビタミンB群、パントテン酸の発見者で、葉酸の命名者です。1962年『栄養学概論』という小冊子を発表、以来それまでの「滋養」という言語に代わり、「栄養」という言葉が日常語となりました。ウイリアムズは自分もビタミンを摂り入れた万全の栄養管理を行い、94歳の天寿を全うしました。

◎ビタミンC　アスコルビン酸

日露戦争では、二〇三高地の攻防が天王山の戦いでしたが、ステッセル将軍率いるロシア軍は2万人以上の兵士を擁しながら、1905年（明治38）1月1日、乃木将軍率いるわずか20000人の日本軍に突然降伏しました。

歴史家にとって謎とされたこの劇的な降伏劇も、栄養学の見地からみれば容易にうなずけます。降伏後にロシア軍の倉庫を調べたところ、大豆がたくさん残されていました。この大豆から「もやし」をつくる方法を知らなかったロシア軍には、ビタミンC不足から**壊血病***が蔓延《まんえん》して、その結果兵士たちの士気は

壊血病（かいけつびょう）　**英***Scurvy*　**独***Skorbut*

長期、極度のビタミンC欠乏によりコラーゲン形成に支障を来して血管壁の細胞が弱くなり、易出血性となる。とくに歯ぐきからの出血が著しく、貧血、衰弱を来す。新鮮な野菜や果物を摂取できないときに発症するので、大航海時代、長期にわたる船旅で発症した。乳児壊血病は、メレル・バロウ病と呼ばれ骨形成その他に影響を与える。

衰え、降状せざるを得ませんでした。冬の二〇三高地の周辺には野菜も野草もなく、ロシア軍の３分の２が壊血病になったと推測されています。

戦争では「一将功成りて万骨枯る」とよくいわれますが、このときは逆で、守備兵の病状と戦況の前途を察知した貴族出身のステッセル将軍は人倫的な決断で、２万余の守備兵の生命を守るために敢えて降伏を申し入れました。しかし、ビタミンC欠乏症の知識のない時代のため、将軍は敗戦の責任を問われ死刑を宣告されました。幸い、国民の嘆願や乃木将軍の救命嘆願により助命されましたが、将軍の地位は剥奪され不幸な晩年でした。

ビタミンCは、ハンガリーのSzent-Györgyi-Albert（セント・ジョルジュ）が１９３１年アスコルビン酸として発見し、１９３７年にノーベル医学生理学賞を受賞しました。ビタミンCの摂取が壊血病の予防になることは知られていましたが、最近ではさらに50種類以上の多彩な効用が科学的に解明され、とくに「**抗酸化物質**」としての脚光を浴びています。

〈ビタミンCの主な効用〉

①活性酸素除去剤として強力に作用します。

②タバコを1本吸うたびに、ビタミンCが25mg消費される害を補います。

③薬物代謝酵素が働くためには、ビタミンCが不可欠です。

④シミ、ソバカスなど、皮膚の色素沈着を防ぎます。

⑤骨、軟骨、血管壁などのコラーゲン（たんぱく質）をつくるのに不可欠です。

⑥ステロイドホルモンの合成に必要です。

⑦アレルギー源の物質となるヒスタミンの作用を抑え、不活性化します。また、ヒスタミンを含んでふくれた肥満細胞のヒスタミン製造をストップさせます（ヒスタミンの分子数が多ければ、ビタミンCも大量に必要となります）。

⑧風邪にはインターフェロンが対抗しますが、ビタミンCはインターフェロンの合成に必要です。

⑨コレステロールを胆汁酸に変える仕事の協同因子として働きます。

⑩酒の飲みすぎでアルコールの分解を代謝しきれなくなったとき、本来は薬物代謝のための酵素がビタミンCとEの助けをかりてアルコール代謝を担当します。

⑪老人の「夜間譫妄《せんもう》」（夜ボケ）や「褥瘡《じょくそう》」（床ずれ）に有効です。

人間と猿とモルモットはビタミンCを自分の体内ではつくれません。
ビタミンCは抗酸化作用の他、私たちのからだの骨、筋肉、血管の構成およびその機能全般と密接にかかわり、１日に１００mgと厚労省の定めた基準値だけではとても足りません。

またビタミンC**の必要量の個人差は非常に大きく、ある人は１日１００mgで足りるのに、その１０００倍も必要とする人もいます。**ビタミンCの体内備蓄は約半年で底をつきます。ですから、みかん・いちご・パセリ・芽キャベツ・ピーマンなどのビタミンCを豊富に含む食品を、生で毎日できるだけたくさん摂ることが必要です。

私は外科医となった頃、ビタミンに詳しい同級生の薦めにより、その効能を信じてアスコルビン酸（$C_6H_8O_6$）粉末の服用を始めました。約60年前のことで、未だ今のようなビタミンCの錠剤はなく、当時の薬局にあったのはアスピリン粉末によく似た粉状の原末でした。以来、毎日１０００mgの服用を続けていますが、健康維持に有効だと思います。

◎ビタミンD

ビタミンDはビタミンの一種として、日光の紫外線が皮膚の脂肪に作用して生合成され、体内に吸収され、〝日光のビタミン〟と呼ばれる。多くの魚油に含まれ、昔から〝肝油〟は有名です。

カルシウムとリンの働きに関連して骨と歯の健康に関係するが、過剰摂取は「ビタミンD過剰症」を来し、血管壁、肺、肝臓、腎臓等へカルシウム異常沈着を起こすので注意を要します。

COLUMN

壊血病

ビタミンCがまだ発見されていない18世紀の大航海時代では、当時跳梁した海賊より原因不明の壊血病が恐れられていた。インド航路を発見したときのヴァスコ・ダ・ガマの航海では船員180人中100人がこの病気の犠牲となった。当時、高級船員は下級船員よりも食事環境がよく、なぜか発症者の少ないことから、新鮮な野菜・果物の摂取と壊血病の関係がボンヤリとわかり始め、やがて予防的摂取が行われた。

その成果を受けてキャプテンクックの南太平洋探検の第1回航海(1768年)では、ザウァクラウト（ドイツ料理の酢漬けキャベツ）や果物の摂取を励行したため、史上初めて壊血病の犠牲者ゼロの世界周航が成功した。この頃、英国海軍は新鮮な果実が支給困難だったため、加熱した野菜スープ、麦汁、濃縮ライムジュース等を支給していたが、加熱によりビタミンCが破壊されることを知らなかったため、長期航海における壊血病の根絶にはならなかった。

イギリス人をLimey（ライム野郎）と呼ぶ米語スラングは、イギリス海軍が壊血病予防のためにライム果汁を用いていたことに由来し、第2次世界大戦でドイツ兵をKraut（キャベツ野郎）と呼んだのも、昔ドイツ海軍がSauerkraut（酢漬けキャベツ）を壊血病予防に長年にわたり使用していたことから生じた用語といわれる。

一方、都会の住人や夜勤の多い職種の人、太陽光の少ない地方に住む人は、日光不足からビタミンD欠乏症による骨のカルシウム沈着障害を発生して佝僂《くる》病、骨粗鬆症などを発症するので、普段から、ビタミンDの豊富な食品の摂取が必要です。ビタミンA、Cを同時に摂れればさらに有効です。

ビタミンD濃度が非常に低い場合は、認知症発生のリスクが高くなり、ガンの発生リスクも上がると発表されています。

ただ、日光は晴れた夏の昼なら沖縄でも北海道でも顔や手の甲に10分も浴びれば十分なほどビタミンDが合成されます。ビタミンDは骨を強くするだけではなくてガンを予防する作用もあることがわかってきました。国立がん研究センターは全国14万人を追跡して、血液検査をした３万３７３６人を対象に16年間調査し、血液中のビタミンDの濃度が高い人は低い人に比べてガンのリスクが低い、という結果を２０１８年３月に発表しました。

◎ビタミンE

１９３６年に発見されたビタミンEの化学名は「トコフェロール」Tocopherolで、ギリシャ語のTokos（子ども）、Pher（運ぶ）「子どもを運ぶ

（油）」に由来し、当初は家畜の妊娠を助ける効用がある物質として、もっぱら畜産業界で使われました。ビタミンEは8種類あり、そのうちの天然型ビタミンE（D－αトコフェロール）は細胞膜を構成している唯一のもので活性度が最も高く、強い抗酸化力をもっています。そしてビタミンEは研究が進むにつれ、次第にその効用の偉大さがわかり始めました。

私は45年程前に、米国シャクリー社のビタミンE（当時はGerm Oil胚種油といわれ、ビタミンEという名称はまだ一般的でなかった）を輸入していた日系米人の友人の薦めでビタミンEカプセルの服用を始め、以来毎日４００㎎（1カプセル）を続けています。

〈主な効用〉

①からだの組織の酸化を防止します。いろいろな原因で発生する活性酸素に対する**抗酸化作用は、ビタミンEの最大の効用**です。

②スポーツによる活性酸素の発生を少なくします。

③心臓病の予防・治療に役立ちます。

④脳動脈硬化、脳梗塞の予防をします。脳の微小血管の壁にからまっている脳内老廃物を処理し、また、脳の関所ともいうべきマトウ細胞の活性を高めて、

脳動脈硬化・脳梗塞を防ぎます。

⑤若返りのビタミンといわれ老化を防止します。脳や心臓、その他の臓器内の増大する「老化色素」の沈着など、さまざまな老化現象を防ぐ役割を果たします。

1日に必要なビタミンEの量は8㎎で、これは、普通に食事をしていれば十分に摂取できる量です。しかし、これで事足りたと考えないでください。積極的に健康づくりをしようとする人や、喫煙者や酒好き、スポーツ好きなどの活性酸素が発生しやすい状態にある人なら、1日に100〜200㎎が必要でしょう。

ビタミンEをたくさん含んでいる食品としては、小麦胚芽油、ゴマ油、シジミ、アサリ、ハマグリ、ホウレンソウ、ブロッコリー、大根の葉などがあげられますが、サプリメントのビタミンEカプセルで補うのも有効です。

ノーベル化学賞の受賞者[*]**ライナス・ポーリング博士**は、親交のあった三石巌先生と同年（1901年）の生まれで、早くからビタミンCの効用について強調され、自らも大量摂取を実践されました。博士は常時、上着のポケットにビ

ライナス・ポーリング *Linus Carl Pauling* **（1901〜1994）**
アメリカの物理・化学者。構造化学の方法論を確立し、ノーベル化学賞（1954）、また反核運動に尽力し、ノーベル平和賞（1962）を受賞した、数少ないノーベル賞複数受賞者の1人。

タミンCの錠剤を入れて多量に持ち歩き、1日に50gのビタミンCを長年摂り続けましたが、ビタミンEの十分な同時摂取はなく、三石先生の指摘によれば「ビタミンCの突出」状態であったため、その弊害が発ガンとしてあらわれました。

ビタミンCの化学名はLアスコルビン酸（$C_6H_8O_6$）ですが、**単独に大量摂取を続けると、デヒドロアスコルビン酸というラジカルを発生する**ことがあります。このラジカルは発ガン物質で、困ったことには活性酸素のうち悪性度の一番弱い過酸化水素を、一番強いヒドロキシルラジカルに変える作用があり、ビタミンCの突出状態ではビタミンCの濃度にその危険性は比例すると考えられています。

以上の関係から**ビタミンCは十分摂取するべきですが、1日10g以内に止め、その際ビタミンEの適量を同時に摂取することが肝要です。**

ビタミンは抗酸化物質の主役！

人体は多種多様な物質の補給を四六時中要求しています。その種類や量は組織ごとに異なりますが、最も大切なものがたんぱく質です。そして、アミノ酸を鎖状に組合わせてたんぱく質をつくるときに、触媒として働くビタミンも陰の立役者です。人体に必要な10万種のたんぱく質をつくるためには大量のビタミンを要しますが、図式化すれば前項の「ビタミン・カスケード」の働きになります。

このように**大量の各種ビタミンを日常、継続的に摂取することを**「**メガビタミン主義**」（Megavitaminism）といい、直訳すれば「大量ビタミン主義」です。この言葉はホッフェルという人の造語ですが、メガビタミン主義を実践主導したのはライナス・ポーリングです。

ポーリングが大量のビタミンCを摂っていたことは有名ですが、一般的には、ビタミンは他の食品と違って大量投与によるデメリットはなく、むしろ特別な効果をもたらします。

ポーリングがこのことに納得したのは、1963年にカナダの精神科医が精神分裂病（現在は統合失調症）の治療にニコチン酸（ビタミンB_2）を毎日19g投与し、分裂病が改善された事実を知ったからです。19gといえば基準量の1000倍にあたる量です。このような大量投与は食塩なら5kg、アスピリンなら6kgにあたる摂取不能量で、人体に有害なものとなりますが、ビタミンだけは調味料、薬品、ホルモンとは違って大量に使用されることがあります。

ビタミンB_2は人体内で合成可能な物質ですが、外からの大量投与も有効です。つまり、自家生産のビタミンだけでは足りない場合があり、外部からの援助が必要なときもあります。

ビタミンの研究が進むにつれ、各ビタミンには、はじめに考えられた以上の多彩な効用のあることがわかりました。まず、人体構造の基本となるたんぱく質の合成にはビタミンCの助けが欠かせません。いまではその他の大切な役割として、ビタミンB、C、Eなどの**抗酸化物質***（Antioxidant）としての能力が高く評価されています。人間は常に**酸化物質***（Oxidant）の攻撃の危険に曝

酸化物質と抗酸化物質　*Oxidant and Antioxidant*

活性酸素が他の物質から電子を奪うのが酸化で、活性酸素は激しい運動、喫煙、紫外線、ストレス、大気汚染などから発生し、相手を酸化する物質は酸化物質（Oxidant）と呼ばれる。これに対し、活性酸素を退治して酸化物質を無力化する物質が抗酸化物質（Antioxidant）で、果物、野菜、豆類、赤葡萄酒、緑茶に含まれるビタミンの各種（B、C、Eなど）、ミネラル、ポリフェノールなどがある。

されていますが、その危険に対抗する、**抗酸化物質の主役となるのが各種のビタミン類**です。

メガビタミン主義を高い健康レベル持続のため、また、アンチエイジング用に採用している人は多くなりましたが、採用に値する考え方だと思います。

サプリメントとして各種ビタミンを常用することは必要ですが、現在ビタミン剤の形態は錠剤やカプセルです。お年寄りの方で、何種類もの薬を常用されている場合、さらに固形のビタミン剤が増えると飲みにくい場合があると思います。ドイツで開発された液体の総合ビタミンは飲みやすく、腸で吸収されやすいといわれています。

第8章

〝健康のためにスポーツ〟は大間違い

——スポーツ養生訓——

健康維持のための運動は、息切れしない程度がいい

sport の語源は、フランス語の porter（運ぶ）に由来し、これに否定詞 des がついて desporter（運ばない、仕事を止める、仕事を止めて楽しむ）となり、頭音消失異形で sport となりました。従って「スポーツ」本来の意味は仕事を離れて、狩猟や釣りなどの**「気晴らし」**をやるといった意味で、sportsman のもとの意味は、仕事を離れて楽しみながら行う狩猟家、釣り愛好家などのことでしたが、次第に現在の**「運動家」**の意味に使われるようになりました。しかし、世界記録や金メダルを狙い、歯を食いしばってやる**競技運動アスレチック・スポーツ**（**athletic の原義は「賞を求めて争う」**）とは区別すべきものです。

スポーツの祭典オリンピックは、イコール健康の祭典ではありません。健康とはほど遠く、国の名誉にかけて記録を競い、メダルを奪い合う祭典になっていて、むしろ選手はある意味では不健康です。

オリンピックに参加する、ましてや金、銀、銅のメダルをとるとなれば、常

識をはるかに超えた無茶な練習や過激なトレーニングが必要になり、活性酸素の発生も大量になるでしょう。事実、過去の事例をみても、オリンピックで活躍した有名選手が活性酸素の犠牲となり、若くしてガンや急性心不全で亡くなった例は多くみられます。近年でも、ロンドンオリンピックの金メダル候補であったノルウェーの平泳ぎ選手がアメリカ・アリゾナ州の高地で急死しました。高地合宿は心肺機能を高める半面、心臓に大きな負担がかかる危険との隣り合わせのようです。

また、１９６４年の東京オリンピックに出場した東ドイツの選手６００人余りのうち、２０１１年まで生きていたのは10人以下という事実があります。また、アメリカの筋骨隆々、体格の良いプロフットボール選手は心臓死のリスクが一般の人の２倍で、55歳前後の死亡が多いそうです。

ところが最近は、「運動不足」という言葉が頻繁に使われ、**運動しないと不健康、という強迫観念が高まる**一方ですが、一般の人の健康維持のための運動は、ほどほどにしたいものです。

若い男女が昼休みに皇居を一周ジョギングをする光景は、いまや東京名物になっていますが、彼らは帽子もかぶらず、直射日光を浴びて、大量の活性酸素を発生しながら、汗をいっぱいかいて走っています。もちろん本人は、健康に良いと思って走るのでしょうが、実際にはジョギングが必ずしもからだに良いとは限りません。

jogという動詞は「とぼとぼ歩く」という意味ですが、アメリカの**ジェームス・フィクス***はこれをjogging「適当なスピードで走る」という意味に変え、独特な健康法として売り出すことに成功しました。折からの健康ブーム、スポーツ信仰に乗じて、ジョギングは世界中で流行しました。

しかし、残念ながら、こと志と違いジョギングの開祖フィクスは、52歳の若さでジョギング中に心臓発作で死亡しています。日本でも、老年病の専門家である日本医科大学の金《かね》子《こ》仁《ひとし》教授は64歳で、ジョギングで多量発生した活性酸素の犠牲者となりました。AED（自動体外式除細動器）が整備されている最近のマラソンレースでも、6万人に1人の心停止が報告されています。

一方、積極的な運動はしないが長生きしている人は身近にたくさんいます。かつて日本の長寿者の代表だった、きんさん・ぎんさんがジョギングをしてい

ジェームズ・フィクス　*James Fixx*（**1932～1984**）

“The complete book of running”（1978）を発表して、心臓血管の健康増進のためのジョギングを提唱し、世界的に流行させた。ジョギングのような持続的有酸素運動が毎日継続され、習慣化すると、エンドルフィンという多幸感を呼び、鎮痛作用のある脳内ホルモンが分泌され、その中毒作用によりジョギングは病みつきになる傾向がある。

た、という話は聞きません。また、東洋の高僧には長寿者が多いですが、彼らが健康づくりに境内を走っていたということもありません。

運動による体力、筋力は健康や寿命とはあまり関係がなく、以前から長寿者にはスポーツ経験のない人のほうが多いことが知られています。

英文学者・小説家・ジェームス・ジョイス研究の第一人者の丸谷《まるや》才一《さいいち》氏は80歳を過ぎても元気で、晩年のインタビューでその秘訣を聞かれたとき、「スポーツはしないこと、あれは健康に悪い」と答えました。

日常生活の中で、からだをこまめに動かしていれば運動としては十分で、鍛えあげた筋骨隆々の肉体美は見た目には立派でプラスになりますが、健康・長寿とは無関係です。

このような事実をとらえて、一般に信じられている「スポーツ健康法」「スポーツ信仰」に警鐘を鳴らしたのが、東京大学理学部基礎老年学専門の加藤《かとう》邦《くに》彦《ひこ》先生です。

加藤先生は、その著書『スポーツは体にわるい』（光文社）の中で、過度のスポーツによって起こる弊害を次のように指摘されています。

①大量の酸素を必要とし、そのために発生する活性酸素の絶対量が増大します。さらに、屋外でのスポーツは紫外線を浴びるというマイナス面があります。

②スポーツ時の筋肉温度上昇（45℃にまで達する）による体温の上昇は、活性酸素発生率を高くするという二重の弊害があります。

③スポーツで勝負のストレスがかかると、免疫系に悪影響を与え、ガン細胞の天敵であるＮＫ細胞を減らすので、優秀なアスリートが若くしてガンでなくなった事例は多い。

④人間は40歳をすぎると、活性酸素除去剤（ＳＯＤ）のたんぱく質の合成能力が減少するので、なるべく活性酸素を発生させないことが望ましい。

⑤自然界に生息する動物は、運動量の多いものほど心拍数が多く寿命は短くなります。

時間はすべての生物に平等に訪れますが、体内時計の時間はバラバラの速さです。

生物は一生のうち、心臓の拍動する回数は種によって決まっていて、哺乳類

図N　哺乳類の心拍数と寿命の関係

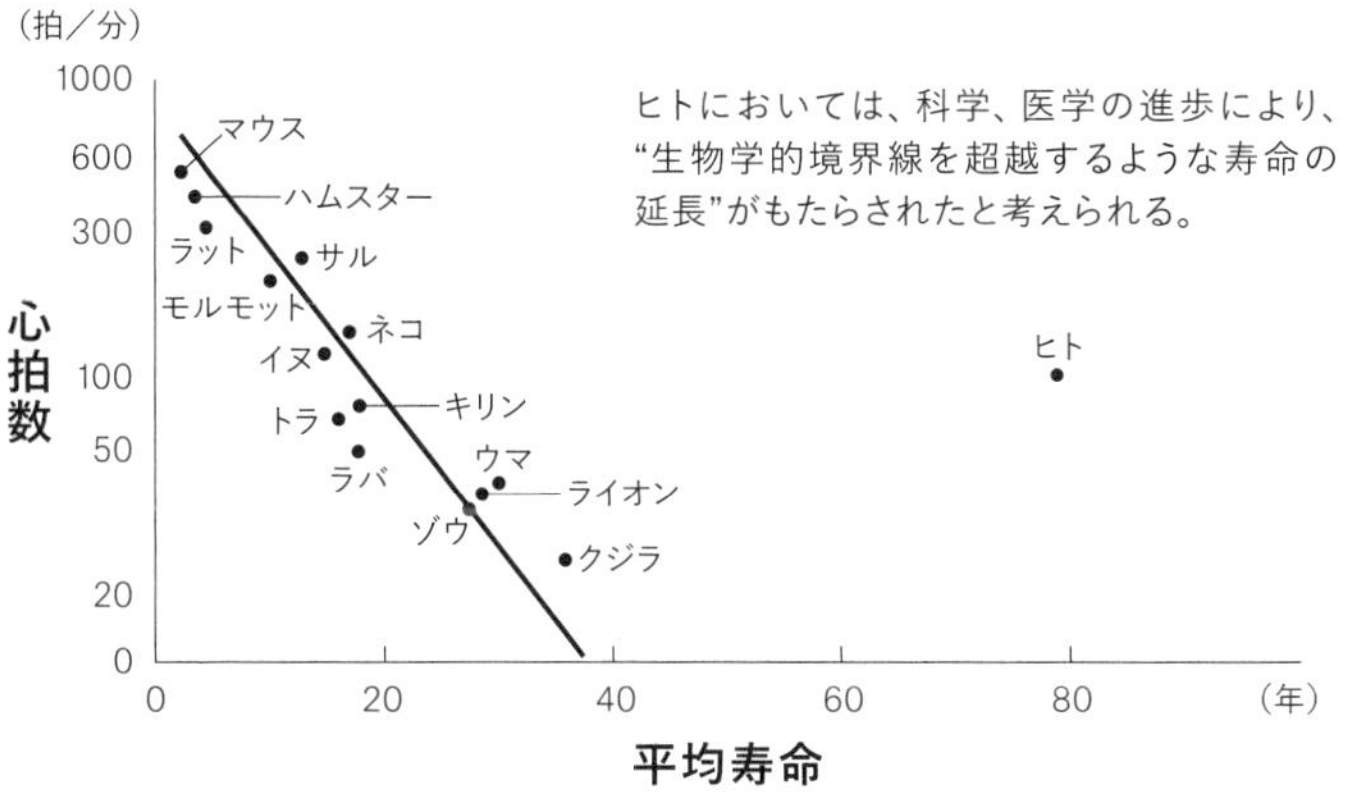

(Levine H.J: journal of the American College of Cardiology 30(4): 1104-1106. 1997)

はからだの大小に関係なくほぼ同じで心拍数と寿命は相関関係にあり、寿命は心拍数に反比例します。マウスなど小さい動物ほど心拍数は多く寿命は短く、からだの大きい動物、たとえばゾウやゾウガメ、クジラの拍動はゆっくりで、寿命は長いといえます。

アメリカのレビン博士の説によると、動物の寿命は、**寿命（分）＝20〜23億（拍）÷1分当たりの心拍数**で計算されます。

以上のことからも、健康増進のためとはいえ、戸外で紫外線を浴びながら努力して息の切れるスポーツをするのはあまりおすすめできません。「汗をかいてストレス解消」のつもりも、度が過ぎれば命取りになりかねないこともあります。よく「良い汗をかいた」といいますが、「良い汗」と別に「悪い汗」があるのかは疑問です。汗の主成分は水と塩分と電解質で、からだにとって貴重なものが失われてよいハズはありません。

健康づくりに、毎日行ないたい〝7つの運動〟

過度の運動はからだに悪いとはいえ、まったくからだを動かさなければ、どうなるでしょう？　加齢とともに筋肉の萎縮が起こり、エネルギー産生を司るミトコンドリアが極端に減少して、エネルギーをつくりにくいからだになります。成人の筋肉量は、1年で1％落ち、70歳を過ぎると2％に減少速度は加速します。80歳を過ぎると3％となり、激減していくのに任せていては、いずれは歩行困難となります。

筋肉の萎縮のすすんだ高齢者は、四肢の運動が制限され、関節は硬くなり活動力が減少して骨への機械的な刺激が減少するため、骨からカルシウムが抜けて骨粗鬆症を招き「寝たきり老人」に繋がります。この状態が**ロコモティブ・シンドローム***（運動器症候群）と呼ばれるもので、年々増加傾向にあります。文明社会では、自動車を始め運搬機構の発達により、人間は昔の人に比べて歩くことが大変少なくなったからです。

それでは、ロコモティブ・シンドロームを予防し、健康増進のためには何をしたらよいのでしょうか？　からだの中で〝鍛えられる〟のは脳と筋肉だけですが、筋肉の強化には、場所をとらず気軽にできて、長続きするものがよいと思います。

大臀筋や大腿四頭筋、二頭筋などの臀筋、大腿の大きい筋肉、ふくらはぎの腓腸筋は歩行や運動に必要ですが、その他に**第2の心臓**といわれ、これらの筋肉を運動で収縮させることにより、

①末梢血管が広がり血圧が下がり、体の血流がよくなります。

②利尿ホルモンが出て、血圧を降下させる作用があるので、歳をとってからは、

ロコモティブ・シンドローム　*Locomotive Syndrome*

日本整形外科学会により2007年に提唱された概念。日本語では「運動器症候群」と呼ばれ、加齢により徐々に進行する運動機能障害で、自立した日常生活が困難になり要介護の状態、またはそのリスクの高い状態を示す。

とくに大切で、毎日の運動で萎縮させないように留意する必要があります。具体的なロコモティブ・シンドローム予防の健康づくりにおすすめしたいのは次の7つです。入会金を払って、わざわざスポーツジムに通わなくても、自宅でもどこでも手軽にできるもので、私も日々の健康とゴルフラウンドのために採り入れています。

①義務感をもって頑張らない！　散歩などの軽いウォーキング

有酸素運動の代表で誰でも気軽にでき、また特別な道具も必要ないウォーキングは最も健康増進に役立つ運動といえます。ブラジキニンという物質が分泌され血管が開くため、全身の血液循環が良くなり、血管も柔らかくなります。

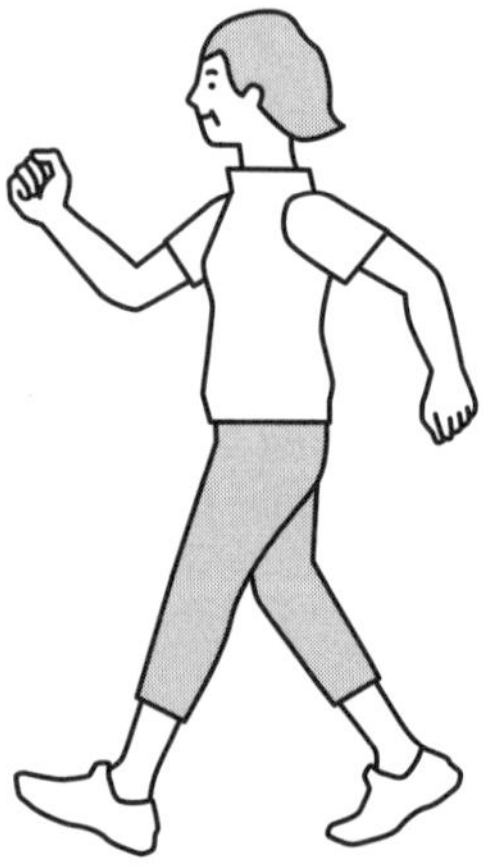

健康増進のウォーキングは、**心拍数が毎分100〜110を目安にして、健康な男性なら毎分90m、女性**

は70mの速度で、20〜30分程度歩きますが、義務感をもって頑張ってはいけません。

後期高齢者の大敵は、感冒による**肺炎**と転倒による**大腿骨骨折**です。歩行中の転倒の原因は、滑る道路でのスリップと、つま先が何かに引っ掛かりつまずくことです。その理由は加齢と共に足を引きずるようになり、また足裏の感覚が鈍化して感知能力が低下し、道路のちょっとした凸凹《でこぼこ》でもバランスが崩れるからです。これらを予防する歩き方は、足を引きずらないのと同時に、子どもの歩き方を真似て足を出すときに必ず**踵《かかと》から着地**しましょう。踵から着地する歩行法は、「太極拳」の基本です。ただし、以上は平地歩行時のことで階段を降りるときは足裏全体に、ゆっくり体重を掛けないと危険です。

また、室内でウォーキングと同じ効果がある「クライマー運動具」があります。その1つは、2本のペダルを交互に踏込む器械、もう1つは固定室内自転車で、これらを活用すれば脚の筋肉と、膝や足首の関節の運動ができます。

また、ハーバード・スタディによれば、**坂を下りる動作**は腿の筋肉を鍛えるのに最も有効だといわれています。ビルの下りはエレベーターを使わず、なるべく階段を歩いて降りるようにしましょう。

一番簡単なふくらはぎの筋肉トレーニングは、1セット20回以上、つま先立ちをして、高く踵を上げ下げする運動を折に触れて行うと血液循環が良くなり、心臓への負担が軽減されます。たとえば、エレベーターを待つ間、プラットフォームで電車を待つ間などのちょっとした時間を利用しましょう。

②道具なしでいつでもできるアイソメトリックス（等尺収縮）運動

アイソメトリックスは、ドイツのマックス・プランク研究所によって開発された運動法です。

骨の成長は大人になれば止まりますが、筋肉は鍛錬によりいつまでも萎縮せずに良い状態が保てます。

「筋肉を鍛える」とは、筋肉を構成する最小単位のフィラメント（細い糸のようなたんぱく質）の本数を増やすことです。日常

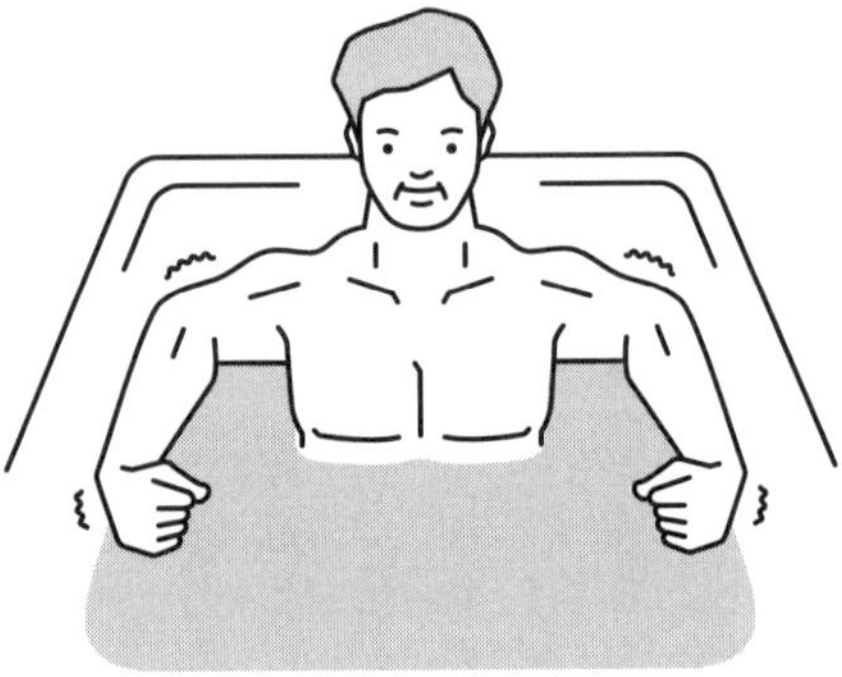

の生活では、筋肉の収縮時に半分くらいのフィラメントが使われているだけですが、普段と違う重労働を筋肉に課すと、フィラメントは一度こわれ、再生するときにその数が増えます。この原理を応用したのがアイソメトリックスで、**鍛えたい筋肉が収縮した状態を〝6秒以上〟続けます。**それを何回か繰り返して行ないます。

アイソメトリックスは、ウォーキング同様、特別な道具が要らず、お風呂の中でも、トイレの中でも、どこでもできるというメリットがあります。たとえばバスタブの内側に両前腕を付け、外側に向けて強く押し出すのも有効です。ただし、アイソメトリックスで一部のフィラメントがこわれると、その再生には1昼夜かかりますから、この運動は1日おきに行なうのがベストです。

三石巌先生もこの浴槽体操を薦めておられました。

③毎日続ける膝の屈伸運動

80歳でエベレスト登頂に成功した三浦雄一郎氏の父上の敬三氏は、100歳のスキーヤーとして有名でした。私が敬三氏から直接に伺った運動法は、何かにつかまって膝の深い屈伸を行うものです。1m四方の空間があれば、いつでも、どこでもできる最も手軽で有効、かつ経済的な筋トレです。

この屈伸を毎日行えば、第2の心臓といわれる大腿の筋肉を鍛えられます。敬三氏によれば、この運動が３００回できれば、膝、大腿がヒマラヤ登山に挑戦できるくらいに鍛えられるとのことです。

最近、私は先輩の石井《いしい》公一郎《こういちろう》氏（１９２３年生まれ）から示唆に富んだこの運動の体験談を伺いましたが、許可をいただけたので紹介します。

石井氏は程ヶ谷C.C所属の故高野公明プロの「ドライバーの飛距離を伸ばすには膝の屈伸運動で大腿に筋肉をつけるのが一番有効」という薦めでこの屈伸運動を始めて以来、１００歳近い今日まで50年間、毎日１００回休まず継続されてきました。

毎日１００回というのは大変な数で、まとめてできるものではありません。

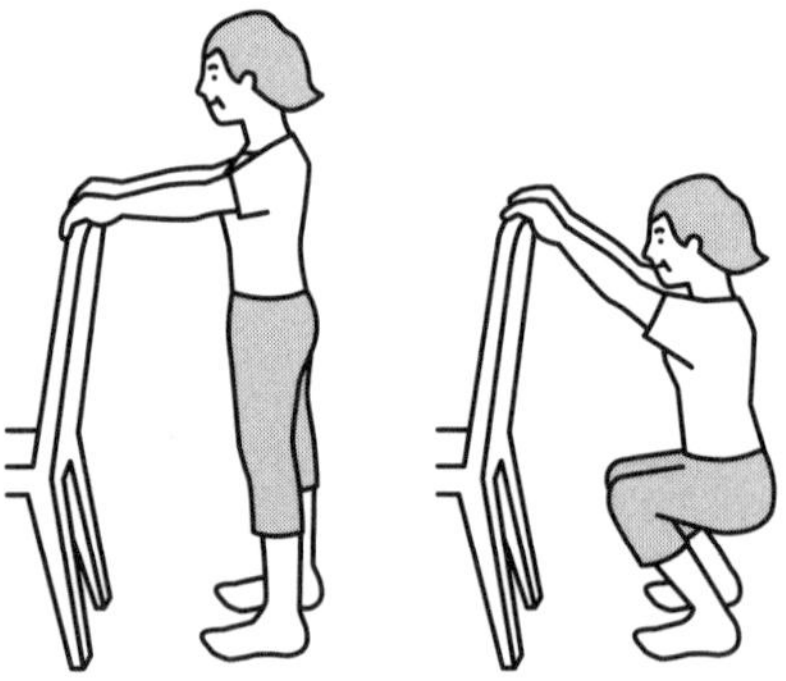

石井式のコツは朝起きてから寝るまでの間に、**何時でも、どこでも思いついたらすぐ10回でも20回でもやり、**１日のトータル１００回に帳尻を合わせることです。

以前、御一緒にプレーしたとき、年齢無関係の異常な飛び方に驚きましたが、ゴルフでは腕力よりも脚力が物をいうことが納得できました。

⑤に後述の渡辺《わたなべ》司《つかさ》プロの運動も同様の効果を狙ったものです。

④転倒予防に効果があるダイナミックフラミンゴ療法

国民の高齢化に伴い、ロコモティブ・シンドロームが一般化し、最悪のダメージとして転倒による大腿骨頸部骨折が多発し、日本では年間約14万件の発生があり、その90％が手術を受けています。

１９９３年、昭和大学で開発され

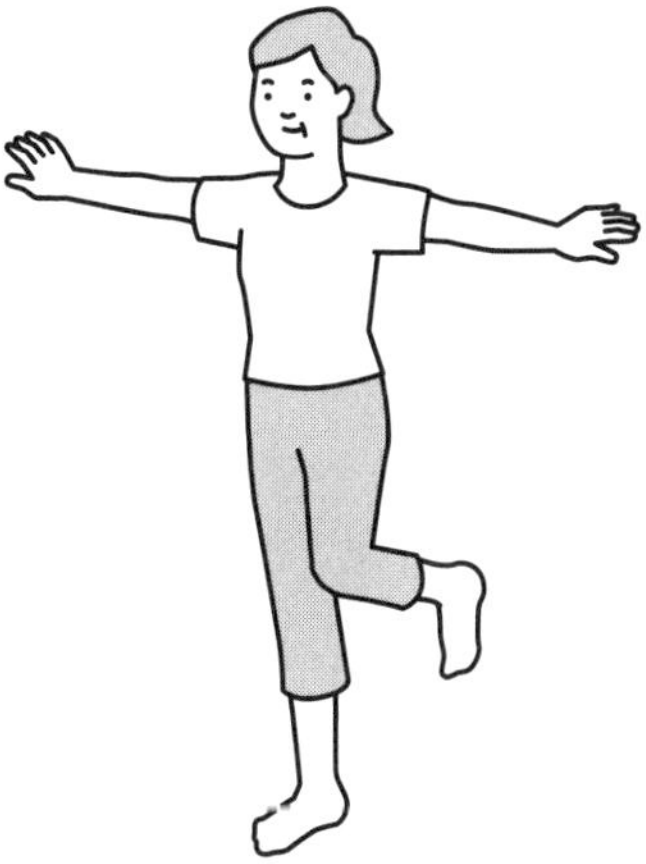

た1分間の開眼片脚起立運動訓練
〝ダイナミックフラミンゴ療法〟（フラミンゴのように片脚で立つ運動）は簡単な運動ですが、高齢者の敵・転倒予防に著効があります。

片脚起立時間の長短は、その人の大腿四頭筋の強さに比例し、また、その人の元気度を示します。**最低15秒、できれば60秒を毎日続ければ効果抜群です。**時間も場所もとらない簡単な運動なのでぜひ日常の自宅訓練に採り入れましょう。私も必ず毎日60秒を目標にやっていますが、継続は結構大変です。

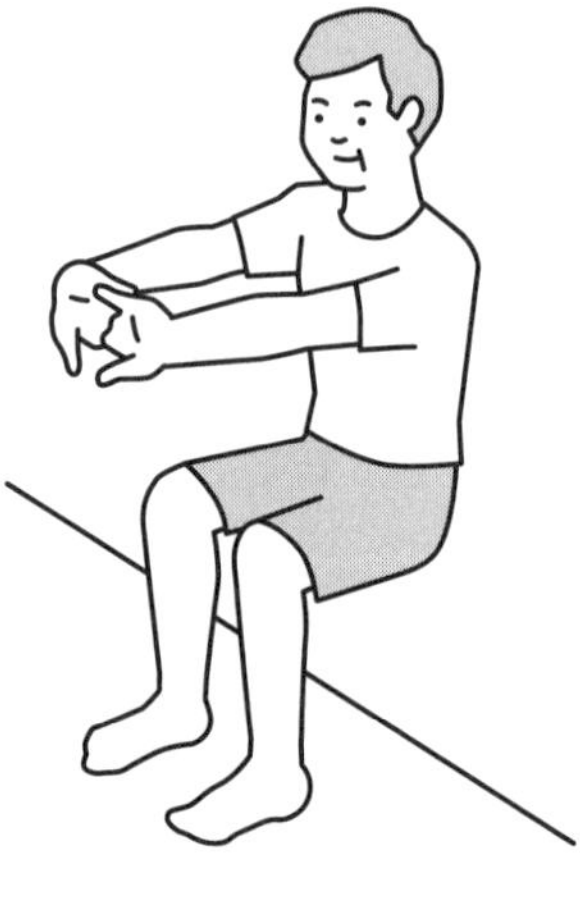

⑤膝を90度曲げて中腰で耐える空気椅子

プロゴルファーの渡辺司氏に習った方法です。**手を前に組み、背中から腰までを壁につけ、膝を90度曲げた姿勢で頑張ります。**最初は20秒から始め、1日

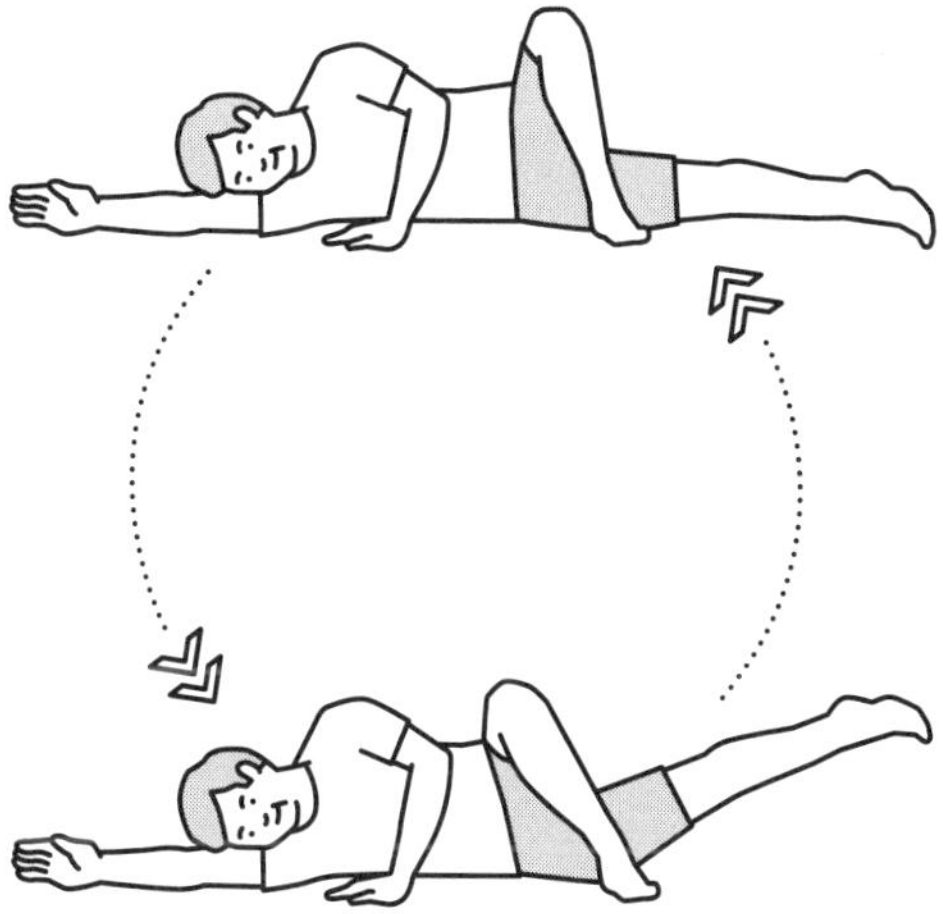

に1秒ずつ長くしていきます。1分間できれば十分で、1年間続ければ見違えるように大腿の筋肉を始め足腰が強化されます。ゴルフの飛距離を伸ばすために最も簡単で有効な方法ではないでしょうか。

⑥内転筋を鍛える運動

お年寄りには、腰の曲がるほか、次第にがに股（O脚）になる方がおります。原因は膝関節の加齢による変化に加え、脚の内転筋群（内股にある、骨盤、大腿骨、脛骨を連結した股関節内転筋などの5種類の筋肉群）の筋力が低下するためです。

内転筋群は両脚をギュッと内側に寄せるのに使われ、乗馬や水泳には必要ですが、日常生活ではあまり使われません。そのため、運動習慣のないお年寄りはこの筋肉の機能低下が避けられず、加齢後O脚傾向になって、下半身を支える力が弱まり、起立、歩行などの動作での安定性が失われて、日常生活に影響が出てきます。このように加齢とともに弱まった内転筋群を、場所をとらないで鍛える簡単で有効な運動法を紹介します。整形外科用語では、からだの中心線を基準にして、そこから外方への動きを外転（Abduction）、外から中心への動きを内転（Adduction）と呼びます。

前頁のイラストのように右下側《そく》臥《が》位《い》に寝て、右腕、右脚を伸ばし、倒れないように、左脚、左手を曲げて床につけ、バランスをとります。右脚を伸ばしたまま、ゆっくり挙上（内転）し、上げられるだけ上げたら1～2秒間止めて、ゆっくり下ろします。続いて左脚の挙上（内転）も同様に行います。20回でワンセットで、毎日最低2～3セット行えば効果抜群です。最初は、脚に力が入らず、上手く上げられないかも知れませんが、継続しているとだんだんできるようになり、内転筋が強くなります。

◎元気の尺度判定

高齢者にとって転倒は寝たきりにつながります。転倒危険度を知るには「2ステップ・テスト」が有効です。立った姿勢から大股に一歩、さらに一歩大きく踏み出す。二歩分の歩幅が自分の身長の1・42倍以下になると、半年以内に転倒する危険度は60％以上になるといわれています。高齢者は一般に歩幅が狭く、爪先で着地するチョコチョコ歩きになりがちですが、原因は筋肉減少による筋力低下と関節の可動範囲が減るためです。しかし、転倒するのを恐れてじっとしていると、ますます筋力が衰える悪循環になります。高齢者をハッピーにするのは〝金〟力以上の筋力です。踵着地でスイスイ歩きましょう。

⑦姿勢を良くしましょう

歳をとると誰でも背中が丸くなる傾向がみられますが、良い姿勢は紳士、淑女の身だしなみの必要条件です。加齢に伴うこの「猫背」の簡単な予防法を紹介します。

直立し、背中の両側にある肩甲骨の内縁を互いに引き寄せるように筋肉を緊張させます。すると、頭、顔が上がり、肩、胸は張り、背筋が伸びて、自然にスッと立った良い姿勢になります。

昔は軍隊生活をはじめ、軍事教練や「君が代」を歌う式典など、日常、背筋を伸ばして直立不動の「気を付け」の姿勢を行う機会が頻回にありましたが、現代では「気を付け」の機会は激減しているので、良い姿勢には背中の両肩甲骨を寄せることを意識しましょう。

左右の肩甲骨の内縁には、菱形筋（Rhomboid muscle）が付いていて、肩甲骨を上内方へ引き寄せます。しかし、日常生活でこの筋肉は使われることは少なく、人体の全筋肉の中であまり使われていない筋肉の1つです。それだけに、平素から意識してこの筋肉を収縮させ、肩甲骨を動かして、良い姿勢をつくることを努力しましょう。

COLUMN

継続と能力維持と熱中症

継続が身体能力の維持にいかに大切かを論じた記事がありました。多くのスポーツ選手は誰もがスランプに泣かされるようですが、フラミンゴ打法でホームラン868本を打った世界のホームランキング・王貞治選手は、スランプとは無縁でした。

王選手の1本足打法はタイミングをとるのが難しく、一度スランプに陥ると長引くのでスランプにならない方法を実行しました。その方法は、毎日、多摩川グランドで練習してから後楽園へ行き、またそこでも練習してから試合に臨むというものでした。連日徹底した練習を繰り返すことをスランプ病予防の生活習慣として、大記録は達成されました。

ところで、食事直後の運動は、消化吸収のため使われるはずの血液が手足の筋肉に使われるため感心できません。運動は食後一休みしてからか就寝前に行うと、睡眠中の成長ホルモンの分泌が促進されるのでより効果的です。

運動には、①活性酸素の発生、②ストレスの発生、③発汗による脱水と脱ミネラルという3つの大敵があります。軽い運動（人と話ができる程度）は抗酸化作用を亢進しますが、激しい運動は抗酸化作用を低下させます。

運動の害から身を守るためには、活性酸素を退治してくれるビタミンCやEを含んだ食物の摂取、あるいは、それらのビタミン剤を服用すること、とくに高温・多湿の夏期は、**熱中症***予防のため十分な水分補給とミネラルの補給を運動の前後に心がけてください。

熱中症

以前は「日射病」または「熱射病」と呼ばれたが、直射日光下のみではなく湿度の高い室内でも起こるので『熱中症』に統一された。人体は先天的に低温に強く高温に弱い構造をしている。熱中症は、高温下の運動、労働は勿論、体温調節機能の不十分な幼児や高齢者では、安静下にも起きることがある。症状は●軽症（I度）：体温を下げようと自律神経が働き皮下の血管が拡張、また、脳血流量も減るためにめまいや立ち眩みなどが起こる。また、大量の発汗で水分と電解質（主に塩分）が減少するため、足の筋肉の痙攣を招きこむら返りを起こす。●中等度（II度）：脱水症状進行と塩分不足が重なり、頭痛、虚脱感、発汗、吐き気、嘔吐などが起きる。●重度（III度）：高度の発熱、意識障害、痙攣などで、発汗が止まるのは高度脱水症状で脳の機能障害も起こす極めて危険な状態である。日本では年間約200人の犠牲者が出ている。症状はI度から順番にあらわれるとは限らず、いままで元気だった人が突然II度、III度で発症することもあるので注意を要する。早期治療が必要で、①日陰の風通しの良い所か冷房室内で②衣服をとり③露出した皮膚に水をかけ風を送り、④氷嚢を首、腋、股間（いずれも太い動脈があり血流が多い）に当て血液を冷やす、⑤意識があれば、塩を入れた水、スポーツドリンクを飲ませる。III度では高温で内臓が損傷され多臓器不全を起こす危険があるので、上記処置を続け救急車を要請する。

第9章

転ばぬ先の杖！
人間ドックで
自分のからだを知る

――検診養生訓――

年に1回は内容の良い人間ドックを受ける

昔から人はみな健康と長寿を望み、その時代で最も良いと思われたものを信じ、それに縋《すが》ってきました。中国秦の始皇帝（BC259〜210）もその1人で、莫大な財力と権力にまかせてアンチエイジングの「秘薬」を求めて、お抱え**方士**《*ほうし》の1人・徐福《じょふく》を海外に派遣しました。

日本各所に徐福上陸の地を自称する碑がありますが、残念ながら徐福は秘薬を見つけることはできませんでした。

幻の秘薬はさておき、毎日の生活習慣が大切ですが、心身の健康と充実した生活のためには、それと並行して必要なことが2つあります。

第1は自分のからだの構造を理解し、毎日の食事でより良い栄養補給を行うことで、良い食品と悪い食品を判別できる判断力を発揮する**「からだの知恵」をもとに「知的素食」を実行すること**です。

方士

昔の中国の神仙（仙人）の術、すなわち魂を招く祈禱や呪術、また、仙薬をつくる「方術」を行った人。「道士」ともいわれ代々の帝王に仕えた。始皇帝は数百人の方士を召し抱え、長生きするための神仙の研究や種々の情報の蒐集を行わせた。徐福はその1人で、不老不死を求めて狂奔していた始皇帝は、徐福の「遥か東海の海に三山あり、そこに住む神仙は不老長寿の薬をもっている」という言葉を信じて、数十艘の大船団を送り出したが残念な結果に終わった。

第2のポイントは**「人間ドック」を年1回受けること**です。ひと口に人間ドックといっても内容は千差万別で、受けるならば内容の良い「人間ドック」を選ばねば意味がありません。

内容の良いという意味はCTやMRIを利用し、また消化管の検査には、従来の**レントゲン**＊検査の代わりに、上・下部消化管に**ファイバースコープ**＊による内視鏡検査を実施する精度の高いドックのことです。

それには、優秀な内視鏡医のいるドックを選ぶべきで、かつて食道ガン治療のパイオニアで世界的に活躍された**中山恒明**《なかやまこうめい》＊先生は**「医者を選ぶのも寿命のうち」**と喝破《かっぱ》されています。

以前は消化器検査に大変有力で活躍したレントゲン検査には、

①検査を頻繁に行い、大量に被曝すれば、放射能障害を起こす危険がある。

②胃・大腸粘膜病変の生検（組織をとって病理組織学的に良性、悪性を検査すること）ができない。

という欠点がありましたが、内視鏡検査に放射能障害はなく、生検が可能で、

中山恒明（1910～2005）

東京都出身。千葉大学医学部卒業。瀬尾外科入局。第2次世界大戦中、手術用品を始め極度の医療用物資不足の時代に、陸軍から除隊されると千葉大外科で創意工夫を重ね、消化器とくに食道、胃疾患の手術法に新境地を拓いた。ほとんど出血がなく極めて短時間で終わる「中山式手術」は戦後、世界的に有名になり、当時の米国進駐軍の軍医を始め、内外の見学者が後を断たず、私も度々見学させて戴いた。写真雑誌「LIFE」の表紙を飾り、元祖「神の手」と呼ばれた。1965年東京女子医科大学消化器病センター初代所長に就任。長年にわたる医学会での功績により、1982年勲一等瑞宝章を受章し、95歳の長寿を全うされた。

さらにポリープなどの病変は、検査時に摘出できる大きなメリットがあります。この手技は前述の１９６３年よりニューヨーク在住の日本人、新谷弘実医師が１９６９年に開発した画期的な内視鏡下手術です。

それまではアメリカにおいて多発する大腸ポリープの切除は、全身麻酔下の開腹手術に頼らざるを得なかったのですが、新谷医師は内視鏡にワイヤを挿入し、高周波を通じてポリープを焼き切る方法を考案しました。この方法は患者に負担がなく、小さなポリープ手術では日帰りができます。50年後の今日では、日米で年間50万人以上、世界的には数千万人の人々がこの恩恵に浴しています。

ファイバースコープは、はじめは検査用具でしたが、現在は大きく前進して内視鏡手術用器具となり、食道、胃、大腸の粘膜内に止まっている早期ガンは、ＥＳＤ（内視鏡的粘膜下層剥離術）という日本の誇る繊細な手技で切除できます。

従って、現在では**人間ドックでガンの早期発見や早期治療の最も有力な武器となる内視鏡検査を行わないのは論外です。**

レントゲン線

特殊な放射線（人体が透けて見えるのでX線といわれた）としてドイツ人のヴィルヘルム・コンラート・レントゲン（1845 ～ 1923）により1895年に発見され、その功績により1901年第1回ノーベル物理学賞を授与された。その後、アメリカのカノンにより医学臨床に応用され、骨折の診断や内臓検査などに威力を発揮した。バリウムを飲む胃透視は成人日本人の誰もが経験したものである。また千葉大白壁彦夫博士により開発されたバリウムと空気で二重の陰影をつくる「二重造影法」は、長い間早期胃ガンの発見に貢献し世界的な評価を受けた。

人間ドックは転ばぬ先の杖！ ガンの早期発見、心疾患や脳血管障害の有無を把握

人間ドックには2つの使命があります。第1は、いま**日本人の死亡原因の第1位を占めるガンの早期発見**です。人間が生きていて細胞分裂を繰り返している限り、突然変異によるガン細胞の発生は防止できません。しかし、ガンの予防はできませんが早期発見は可能です。これは早期治療により、以前のように大手術をしないでも完治に繋がり、本人はもとより家族も周りの人も幸せになり、ひいては国家の医療費削減になります。

現在、「早く見つかったガン」という意味で「早期ガン」という言葉が使われ、その発見が人間ドックの目的の1つです。消化器ガンの代表の胃ガンについてみると、病理組織的に「ガンが胃の粘膜内に止まっているもの」を早期ガンと呼び、内視鏡的処置でほぼ完治させることができます。

ちなみにガン組織1㎤は10億個のガン細胞の集団です。ガンの発生過程からみると、現代医学でいう「早期ガン」になるまでにはたいへん長い歳月がかか

ファイバースコープ

南アフリカ出身の医師Basil Hirschowitzは、1958年光ファイバーの内視鏡の製作に成功し、柔らかくて、よく曲がるファイバー内視鏡を発明した。このHirschowitz Fiberscopeは、アメリカで実用化され、従来の硬くて曲がらない内視鏡検査による苦痛の多い消化管検査は過去のものとなった。1961年日本に導入されたファイバースコープは、日本で改良され画期的な発展を遂げて、楽に検査の受けられる新しい内視鏡時代の幕明けとなり、現在では内視鏡検査といえば、すべてファイバースコープ検査になっている。

り、肉眼的にガンが認められるには、最初のガン細胞の発生から平均19年の歳月が経っているといわれています。

生体の細胞再生の設計図をつかさどる遺伝子（ＤＮＡ）が活性酸素や発ガン物質により傷つけられると、設計図が狂いミスコピーされ、正常細胞が複製される代わりに突然変異したガン細胞が発生します。

毎日、からだの中では５０００個ものガンが発生していますが、細胞の自滅・アポトーシスや人間のもつ免疫力、とくにＮＫ細胞その他の免疫細胞により処理されてしまい、発育するものはほとんどありません。

たまたま発育の条件が整いガン細胞が発育すると、水面下のガン組織は頭角をあらわしてくるので、今日の診断技術でも見つけられます。この状態を現代医学では早期ガンと呼びますが、ガン細胞の発生の歴史からみればすでに十数年も発育してきたガンといえます。

現代医学の枠組みの中で施行する人間ドックのガン検診は、水面上にあらわれた「いわゆる早期ガン」の発見が目的ですが、将来は水面下のガンを、分子生物学のレベルで遺伝学的に診断、治療する時代がきます。そのときには人間ドックのガン検診も大きく様変わりしたものになるでしょう。

は赤褐色に変色するので、周辺組織とのコントラストが明瞭になり、毛細血管の走行や粘膜微細模様（ピットパターン）が著しく識別しやすくなる。しかし、粘膜にガンがあると、その部分の毛細血管走行やピットパターンが乱れるので、NBI検査では周囲の正常組織と容易に鑑別することができる。
いまやNBI内視鏡検査は、口腔内、食道の早期ガンの発見に極めて有力であり活用されている。

以前は、日本人の発明した「胃カメラ」という盲目的に胃内を撮影する内視鏡検査が主流でしたが、1958年に新しい光学系ガラスファイバーを使った**ファイバースコープが出現**して、胃の内視鏡検査は画期的に進歩しました。

現在の上部消化管ファイバースコープ検査では、まず口腔内（咽頭、喉頭）の精査を**狭帯域光観察装置NBI**＊を用いて行います。続いて食道粘膜の精査を**ヨード液噴霧**＊後に行い、ついで胃粘膜の検査、十二指腸粘膜まで、生検を含めた一連の検査が楽に行われ、各部の早期ガンの発見が可能です。

単に胃だけを診る内視鏡検査の時代は終わりました。以前、胃カメラの時代には、検査が苦しいと評判の悪かった内視鏡検査ですが、現在ではまったく苦痛をともなうことなく検査は行われます。

第2の使命は、現在、**日本人の死亡原因の第2、3位である心疾患、脳血管障害の原因を把握し、薬物治療とともに適切な生活習慣指導を行う**ことです。このとき「知的素食」が生活習慣の改善に大きな役割を果たします。

以前は、むし歯が痛んでから歯科医を訪れるのが普通でした。しかし、ほとんどの病気の初期は自覚症状がなく、また皮肉なことに胃潰瘍は良性疾患なの

狭帯域光観察装置　*NBI (Narrow Band Imaging)*

家庭用電球は広い波長の混合白色なのに比べ、最近の電子ファイバースコープ検査に使われる光源は、広い波長の中のある限られた範囲内のR（赤）G（緑）B（青）の3狭帯域の光源を用いている。通常の内視鏡観察では、RGBの3色混合光を用いるので、口腔、食道粘膜の画像はピンク色、毛細血管は赤色に見える。ところがGB2色の狭帯域に絞って観察すると、光線は粘膜下の毛細血管内を流れる赤血球のヘモグロビンに特異的に吸収され、毛細血管の色調

に痛むことが多く、胃ガンは、悪性腫瘍なのに初期は痛まないで症状発現イコール末期症状であることが珍しくありません。

先手必勝のためには自主的検診が必要です。そのため**21世紀の「転ばぬ先の杖は人間ドック」**といっても過言ではないでしょう。

健康のために年収の1%ぐらいは検診に使うべき

以上が長年外科医として働いた私の人間ドックに対する考えですが、世の中には何事にも反対する人がいるもので、人間ドックについても批判的な意見を唱える人も珍しくありません。その見解は、健康診断はやらない、わざわざ人間ドックで病気を見つけても意味がない、運を天に任せ、何もしないのがよい、ということのようです。異常があれば医師も本人も治そうとするが、どうやっても治らないものもあるから、異常を知ってストレスを抱えるくらいなら知らないほうがよい、という運命論的、ネガティブな考え方です。

“ピンクサイン”と呼ばれ、とくにガンの疑いがあるので生検により病理組織学的な確定検査を行う必要がある。食道内視鏡は、ただ肉眼的観察でなく、この性質を利用してヨード液散布後に観察すればより精密な早期食道ガンの診断が可能である。口腔粘膜にもグリコーゲンは存在するが、口腔内は極めて敏感で。反射が強いために全身麻酔下でないとヨード散布は施行できず、普通の検査では実行されない。

しかし、日常、診療を行う私ども臨床医の立場からは、もう少し早く来てくれればよかったのにと思う症例や、何よりも本人がもっと早く検査すればよかったのにと「後悔先に立たず」を実感する悲劇的な事例も後を絶ちません。ガンは確率的な病気です。いくらタバコを吸っても肺ガンにならない人もいれば、1本も吸わないのになる人もあり、言い換えれば「運」に左右されることです。現在の医学では、ヘビースモーカーでも大酒飲みでもガンになる人はなり、ならない人はならず、いくら生活習慣に気をつけても確率をゼロにすることはできません。加齢と共に遺伝子の傷が積み重なり、その結果ガン細胞が生まれ、育つ確率は増えるので、生活習慣を正しく守り、ドック健診でガンを早期発見をすれば、ガンで死ぬ確率を大きく下げることは可能になりました。

確かに治癒率の非常に悪い病気もありますが、現代の医療では、大部分の疾患は早期発見が可能で、早期治療は完治につながり、本人のＱＯＬ（生活の質）の高い老後に連なります。老後のＱＯＬを損なうような生活習慣や病気には、ポジティブな対応が必要ではないでしょうか？

外国で医療を受けた経験のある方ならおわかりと思いますが、大変質の高い

ヨード液散布下食道内視鏡検査法

食道粘膜にはグリコーゲンが存在しているので、ヨード液に触れると“グリコーゲン・ヨード反応”を起こし、正常ではピンク色の粘膜画面が濃い茶褐色に染まる性質がある。しかしガン組織はグリコーゲンを欠如するので、もし食道ガンや前ガン状態があると、その範囲はヨード液に染色されず“不染帯”を形成する。通常“不染帯”は薄黄色に見えるが、ピンク系の色調は

医療を誰でもいつでも、健康保険証を持っていれば、簡便に享受できる国は日本以外にありません。日本の国民皆保険制度による保険診療の医療は世界一で、その制度は医師のプライドとボランティア精神で支えられており、諸外国のどこの国でも真似ができない高度の「治療システム」です。

健康・長寿と経済事情とは密接に関係しています。各国の所得水準（GDP）の高いほど、平均寿命は長く、低い国ほど短く、同じ国の中では富裕層は健康で長寿、貧困層は短命の傾向があります。

どの国も自国防衛のための歳費が必要ですが、**各個人もレジャー、遊興費の他に自分の年収の１％は自己防衛の健診に使うべきではないでしょうか？** 転ばないように杖をつくか、転んで骨折してから後悔するか、は本人の自由意思によります。予防は絶対ではありませんが、病気になる確率を確実に小さくします。

「健康がすべてではない。しかし、健康を失うとすべてを失う」ことは、事実です。

私が実践している健康習慣

①独りで食べずに「共食」をする。

なるべく家族や友人と楽しい「会話」と「笑い」のある食事の時間を過ごす。

昔から「笑う門には福（延命の神）来る」と言いますが、笑いはストレスを発散し、血液中の免疫細胞を増加させ、とくに免疫機能の70％を担う善玉細菌と腸粘膜の免疫細胞を活性化させます。ドイツには「一度の笑いは三度の薬より効く」という諺があり、笑いは人間だけができる高度の「技術」です。

②魚、肉、野菜の摂取バランスを考える。

一品で優れて良い万能食品はありません、そして粗食はさらによくありません。食事は一口入れたらゆっくり30回噛みます。よく噛めば、食事で発生する活性酸素を消去する、カタラーゼなどの抗酸化作用のある酵素を含む唾液と混ざり、腸内細菌にも良い影響を与えます。

③カロリーオーバーに留意する。

プロテインスコア１００（１６６頁参照）に換算して、体重の１０００分の１のたんぱく質を摂りながらカロリーオーバーは避けます。カロリー制限は、加齢によりエネルギー産生効率がダウンしたミトコンドリア（86頁参照）を活性化するのにも有効です。

④トランス型脂肪酸を避ける。

肉の脂は敬遠しないが、トランス型脂肪酸（マーガリン、ショートニング）は注意して避けます。

⑤メガビタミン主義に徹する。

サプリメントで総合ビタミンを1個、ビタミンＣ１０００㎎、Ｅ４００ＩＵ、スカベンジャー（96頁図Ｃ）を毎日摂ります。

⑥塩分はできるだけ控えめにする。

⑦酒は適量、水はなるべく飲むが、タバコは吸わない。

タバコを吸いません、受動喫煙の危険も避けます。

⑧運動を続ける。

からだを鍛える意識はもたないが、室内でできる柔軟体操やストレッチ、スクワットなどで諸関節の柔軟性を保ちます。またエネルギー生産源のミトコンドリアをなるべく減らさないように、友人と、会話と笑いのある、スコアにこだわらないゴルフを楽しみます。

転倒予防に筋力、平衡感覚維持のため毎日フラミンゴ療法（左右片足立ち）１分間ずつと空気椅子１分間を必ず実行します（２６５～２６６頁参照）。

⑨睡眠不足にならないようにする。

体内リズムを狂わせないように、規則正しい時間に寝ます。

⑩頭の体操をする。

読書、また忘れないように折に触れて英語、ドイツ語に接します。

⑪友人との付き合いを最優先する。

良い人間関係があれば、友人は多いほど、その人の周りに笑いと幸せが集まり、「孤独」の害から遠のくことができ、健康長寿の源となります。多いほどよいもの、それは親しい友人の数です。

おわりに

健康には本人の努力が作用できるものと意志ではどうにもならないものがあり、遺伝子の違いにより発生する個人差が、その人の生物学的な「運」といえるでしょう。

人にはそれぞれの人生観があるように、それぞれの健康観があります。望む健康レベルもさまざまですが、上を望んでも下を見てもキリはなく、有限の人生を無限にはできません。

人が１００人いれば１００通りの健康法があって当然ですが、どれにも正解や絶対なものはありませんから、まずは非科学的な俗説に惑わされず、ほどほどに生き甲斐を感じ、自分なりに満足して、納得のいく人生を送りたいものです。

貝原益軒の元祖「養生訓」以来、いろいろな養生訓が唱えられていますが、本書では私の経験を実験台として、健康寿命を延ばすのに役立つと思われる現代人向けの「近代的養生訓」を述べました。

アリストテレス倫理学の中心概念に「中庸《ちゅうよう》」という言葉があり、過剰と過少の両極端のいずれにも偏らない状態を尊重しています。また、中国の諺に「君子以中庸為帰」とあり、いずれも良い結果を得るにはバランスを保ち、何事もほどほどにすることで、これを日常生活に当てはめても、健康寿命維持のための最善策と思われます。

前述のサーチュイン遺伝子の発見者レオナルド・ギャランテ博士も、いままで数々の長寿遺伝子が見つかったとはいえ、万能で唯一の長寿遺伝子は存在せず、今後の過剰期待、過剰反応には警鐘《けいしょう》を鳴らしています。また、ギャランテ博士は寿命を延ばす薬はなく「生活習慣が寿命」であり、生活で一番大切なものは「バランス」だと進言しています。

Moitiée bien, moitié mal, c’est la vie

半分良くて、半分悪い、それが人生

フランスの諺

本書の執筆に際し、数々のご助言をいただいた富士通健康推進本部長・聖マリアンナ医科大学臨床教授・三宅仁先生に厚く御礼申し上げます。

93歳《さい》の現役《げんえき》医《い》師《し》が実践《じっせん》する

人生《じんせい》100年時代《ねんじだい》 養生訓《ようじようくん》——酒《さけ》、食事《しよくじ》、そして人生《じんせい》を楽《たの》しむ

令和2年5月10日　初版第1刷発行

著　者　前《まえ》田《だ》昭《しよう》二《じ》

発行者　辻　浩明

発行所　祥《しよう》伝《でん》社《しや》

〒101-8701
東京都千代田区神田神保町3-3
☎03(3265)2081(販売部)
☎03(3265)1084(編集部)
☎03(3265)3622(業務部)

印　刷　堀内印刷

製　本　ナショナル製本

ISBN978-4-396-61728-8 C0047

Printed in Japan

祥伝社のホームページ・http://www.shodensha.co.jp/